Arbeitsgemeinschaft Ergotherapeutischer Schulen (AG-ETS)

# Grundlagen der Ergotherapie

# Neue Reihe Ergotherapie

Herausgeber:
Deutscher Verband der Ergotherapeuten e.V.

Reihe 5: Fachbereich Ausbildung
Band 11

Arbeitsgemeinschaft
Ergotherapeutischer Schulen (AG-ETS)

# Grundlagen der Ergotherapie

AG-ETS:
Gisela Beyermann
Barbara Dehnhardt
Frauke Drees
Karin Götsch
Uwe Koltzsch
Joachim Rottenecker

Schulz-Kirchner Verlag

Idstein 2003

**Bibliografische Information Der Deutschen Bibliothek**
Die Deutsche Bibliothek verzeichnet diese Publikation in der Deutschen Nationalbibliografie; detaillierte bibliografische Daten sind im Internet über http://dnb.ddb.de abrufbar.



2. Auflage 2003
1. Auflage 2001
ISBN 978-3-8248-0415-3

Umschlagentwurf: Wipper & Partner GmbH, Karlsruhe
Lektorat: Beate Kubny-Lüke
Druck und Bindung: Books on Demand, www.bod.de
Printed in Germany

# INHALT

# VORWORT

## Zur Entstehung dieses Konzeptes

Die Arbeitsgruppe ergotherapeutischer Schulen (im Folgenden AG-ETS genannt) wurde 1989 gegründet. Sie hat zunächst ein Curriculum für die psycho-sozialen Behandlungsverfahren in der Ergotherapie erarbeitet und 1994 veröffentlicht. Parallel dazu begann ein Projekt zur Novellierung der Ausbildungs- und Prüfungsordnung (APrO) im Auftrag des Ministeriums für Jugend, Gesundheit und Soziales unter Leitung von Prof. Dr. W. Lamprecht. Vier Mitglieder der AG-ETS arbeiteten an diesem Projekt mit. Im Jahre 1994 beschloss die AG-ETS, für das zu erwartende neue Fach „Ergotherapeutische Grundlagen" ein Curriculum zu erstellen. Grundlage für die Arbeit war zunächst der erste Entwurf für dieses Fach, herausgegeben vom Ministerium für Jugend, Gesundheit und Soziales (BMJGS 1994). Nach langen Diskussionen in unterschiedlichen Gremien und zahlreichen Veränderungen trat die Verordnung am 1.7.2000 in Kraft. Veränderungen wurden auch für das ausgewählte Fach vorgenommen, so dass die AG-ETS etliche Male ihre begonnene Arbeit umstellen und ergänzen musste.
Durch diesen Umstand und die vielfältigen Verpflichtungen der Mitglieder zog sich die Arbeit über sechs Jahre mit 19 Sitzungen hin. Es war eine fruchtbare Zeit der inhaltlichen Diskussionen und Auseinandersetzungen für alle.
Wir bitten um Verständnis, dass wir im Hinblick auf die bessere Lesbarkeit in dieser Veröffentlichung durchgehend die männliche Form gewählt haben.

**Die Verfasser** verstehen sich seit vielen Jahren als feste Arbeitsgruppe. Ihr Motiv, aus der Vielzahl der benannten Fächer das Fach Ergotherapeutische Grundlagen als Gegenstand der Arbeit auszuwählen, bestand darin, dass sie in diesem Fach eine zentrale Rolle für die künftige Entwicklung des Berufes sahen und weiterhin sehen. Nach Meinung der AG-ETS bietet dieses Fach die Möglichkeit der Integration der vielen Gesichter der Ergotherapie und der Ausdifferenzierung ergotherapeutischen Handelns.

Die Mitglieder der Arbeitsgruppe:

- **Dr. Gisela Beyermann**, Sozialwissenschaftlerin und pädagogische Mitarbeiterin an der Ergotherapieschule in Langensteinbach
- **Barbara Dehnhardt**, Ergotherapeutin, ehemals Ausbildungsleiterin an der Ergotherapieschule Annastift in Hannover
- **Frauke Drees**, Ergotherapeutin, ehemals Schulleiterin an der Ergotherapieschule in Langensteinbach
- **Karin Götsch**, Ergotherapeutin und Dipl. Medizinpädagogin, Schulleiterin an der Ergotherapieschule in Frankfurt
- **Uwe Koltzsch**, Lehrer und Motologe, ehemals Ergotherapieschule Essen
- **Joachim Rottenecker**, Ergotherapeut und Medizinpädagoge, Ausbildungsleiter an der Ergotherapieschule der Wannsee-Schule Berlin

– Zu Beginn auch **Peter Vollmers**, Ergotherapeut und Ausbildungsleiter an der Ergotherapieschule der Karl-Bonhöffer Nervenklinik Berlin, und **Dorothea Janssen**, Ergotherapeutin und ehemals Ausbildungsleiterin der Ergotherapieschule Wannsee-Schule Berlin

## Das Anliegen

Die AG-ETS war nicht primär an einer Veröffentlichung interessiert, sondern Bedürfnis und Ziel war es, ein fundiertes Konzept für den Unterricht an den eigenen Schulen in diesem zentralen Fach zu entwickeln. Im Laufe der Arbeit zeigten sich aber mehr und mehr Kollegen an den Ergebnissen interessiert. Die AG-ETS hat sich deshalb entschlossen, ihre Arbeit zu veröffentlichen und zur Diskussion zu stellen.
Sie hofft, dass Lehrkräfte an Schulen dadurch Anregung für die Gestaltung dieses Faches finden. Darüber hinaus wünscht sie sich, dass die Veröffentlichung auch für praktisch tätige Ergotherapeuten eine Bereicherung und ein Anlass zum Austausch bietet. Die AG-ETS freut sich sehr über Rückmeldungen, auch über kritische Beiträge, denn nur so kann ein fachlicher Diskurs und eine Weiterentwicklung in Ausbildung und Beruf stattfinden.


## Dank

Die AG-ETS dankt den hier aufgezählten Schulträgern für die Anerkennung ihrer Arbeit als Dienstauftrag und die damit verbundene Unterstützung einer Weiterentwicklung der Ergotherapie:

- **Annastift Hannover**
- **Berufliches Bildungs- und Rehabilitationszentrum gGmbH der srh-Gruppe Langensteinbach**
- **Krankenhausbetrieb Reinickendorf Berlin**
- **Landeswohlfahrtsverband Rheinland, Rheinische Landesklinik Essen**
- **Stadt Frankfurt, Städtische Kliniken**
- **Wannsee-Schule e.V. Berlin**

## Ziele dieser Veröffentlichung

Diese Veröffentlichung beabsichtigt, Ziele, Inhalte und Vermittlungsformen des Faches Ergotherapeutische Grundlagen zu konkretisieren. Dieser Vorschlag soll die berufliche und schulische Entwicklung dadurch fördern, dass ein erstes Konzept zur theoretischen Fundierung und praktischen Realisierung dieses neuen Faches vorgelegt wird.

Dabei handelt es sich um ein komplexes Unterfangen, da ein Fach Ergotherapeutische Grundlagen noch nicht existiert und sowohl in fachlicher als auch in fach-didaktischer Hinsicht erst entwickelt bzw. erarbeitet werden soll.

In diesem Fach sollen die Schüler gemeinsame Grundlagen und wechselseitige Bezüge aller ergotherapeutischen Tätigkeiten und Behandlungsverfahren kennen lernen. Sie sollen das Gemeinsame der vielen Gesichter der Ergotherapie verstehen und diskutieren. Insgesamt soll hiermit auch eine berufsweite Diskussion über die Ziele und Inhalte der Ausbildung angeregt werden, um somit einen Beitrag zur weiteren Entwicklung und Qualitätssicherung der ergotherapeutischen Ausbildungs- und Berufspraxis zu leisten.

## Begründungszusammenhang des Faches

Die neue ergotherapeutische Ausbildungs- und Prüfungsverordnung (APrV) setzt eine Reihe von neuen Akzenten. Eine Schlüsselposition nimmt das Fach Ergotherapeutische Grundlagen ein, mit dem sich diese Veröffentlichung befasst.

Die Ergotherapeutischen Grundlagen sollen die Ausbildung in den ergotherapeutischen Behandlungsverfahren inhaltlich vorbereiten, begleiten und abrunden. Als ergotherapeutische Behandlungsverfahren benennt die APrV die motorisch-funktionellen, neuropsychologisch-neurophysiologischen, psycho-sozialen, arbeitstherapeutischen und adaptiven Behandlungsverfahren. Sowohl die Berufspraxis als auch die Berufstheorie der Ergotherapie beinhalten eine Fülle wiederkehrender Situationen und Probleme. Die bisherige Ausbildungspraxis, grundlegendes Wissen und fach- bzw. methodenübergreifende Fähigkeiten in viele Fächer zu zersplittern, soll mittels der Einführung in Ergotherapeutische Grundlagen reduziert werden.

Mit dieser Veröffentlichung soll das Fach Ergotherapeutische Grundlagen konstituiert werden. Ein Fach ist definiert als:

- organisatorische Einheit in den Händen jeweils einer Lehrkraft, die hierfür spezifisch ausgebildet wurde
- inhaltliche Einheit von Fakten, Theorien, Modellen und Ergebnissen.

In Hinblick auf die ergotherapeutischen Grundlagen stößt eine solche Definition auf gewisse Schwierigkeiten. Ergotherapie kann (noch) nicht auf eine eigene Basisdisziplin verweisen. Auch kennt sie keine verpflichtende und bundesweite Form von

Lehrerausbildung. So fehlen für die meisten Ausbildungsbereiche die berufstheoretischen Konturen. Im Folgenden muss also erst einmal bestimmt und begründet werden, was Ergotherapeutische Grundlagen sind bzw. sein könnten.
Der Begründungszusammenhang für dieses Fach soll in zweifacher Hinsicht erläutert werden. Zunächst sollen die Funktionen des Faches in Bezug auf die Berufspraxis und die Ausbildung angesprochen werden. Anschließend sollen die Kompetenzen beschrieben werden, die im Rahmen dieses Fachunterrichtes vermittelt werden sollen.

## Das Leit- und Integrationsfach Ergotherapeutische Grundlagen

Die Ergotherapeutischen Grundlagen haben die vorrangige Aufgabe, die Schüler zu einem grundlegend verstehenden Erfassen ergotherapeutischer Arbeitsfelder, -bedingungen, -aufgaben und von Behandlungsverfahren hinzuführen. Das Fach hat eine doppelte Funktion. Bezüglich des gesamten Ausbildungsganges hat es eine Leitfunktion. Es sollen verständnis- und handlungsleitende Aspekte der Gesamtausbildung vermittelt werden. Insbesondere geht es um den Zusammenhang zwischen Theorie und Praxis in der Ergotherapie. In Hinblick auf die Berufspraxis soll das Fach eine Integrationsfunktion übernehmen. Im Mittelpunkt steht das vertiefte Verständnis für die fachbereichsübergreifenden Ziele und Inhalte ergotherapeutischen Handelns.

Die AG-ETS sieht in den Vorgaben der Anlage 1 zur Ausbildungs- und Prüfungsverordnung eine Orientierung zur weiteren Ermittlung von Zielen und konkreten Inhalten. Eine solche Ermittlung will sie hier für das Fach Ergotherapeutische Grundlagen leisten. Deshalb ist eine didaktische Reduktion zwingend notwendig, um diese Leit- und Integrationsfunktion zu leisten. Denn die Gesamtheit der genannten Themen ist sehr weit gespannt und heterogen.

## Qualifikationsfelder und Kompetenzen

Im Folgenden sollen generelle Aussagen zum Gegenwarts- und Zukunftsbezug der einzelnen Themengebiete gemacht werden. Im ersten Schritt werden die Themengebiete zu Qualifikationsfeldern geordnet, die einen jeweils spezifischen Beitrag leisten. Im zweiten Schritt werden Kompetenzen beschrieben, die mittels der Auseinandersetzung mit diesen Themen eröffnet werden sollen.

Die in der Ausbildungs- und Prüfungsverordnung genannten Themen korrespondieren mit unterschiedlichen Zielen. Eine Reihe von Themen sprechen die gemeinsamen Grundlagen von ergotherapeutischen Tätigkeiten und Behandlungsverfahren an. Sie zielen auf eine Qualifizierung der Schüler in den folgenden *Theoriefeldern:*

– Bedeutung medizinischer und sozialwissenschaftlicher Grundlagen für die Ergotherapie
– Lernen über Handeln, handlungstheoretische Ansätze
– Konzeptionelle Modelle der Ergotherapie

Andere Themen dienen der Vorbereitung der Schüler auf spezifische und dennoch fachübergreifende *Aufgabenfelder:*
– Vermittlung und Anleitung
– Unterstützung, Beratung und Einbeziehung von Angehörigen
– Grundlagen der Qualitätssicherung

Der dritte Bereich betrifft fachübergreifende Qualifikationsfelder. Hier sollen generelle Fähigkeiten aufgebaut und nicht nur Kenntnisse vermittelt werden
– Therapeutisches Handeln
– Therapeutische Rolle und Persönlichkeit
– Einführung in Klientenzentrierte Gesprächsführung
– Selbstwahrnehmung
– Grundlagen therapeutischer Arbeit mit Gruppen
– Teamarbeit

Insgesamt soll das Fach bzw. seine Themen zur Entwicklung folgender Kompetenzen führen:
- Sachkompetenz: Die Schüler sollen in der Lage sein, den Beruf des Ergotherapeuten in wechselnden Kontexten auszuüben und trotzdem das Gemeinsame des Berufs(bildes) zu vertreten. Der Schwerpunkt liegt hierbei auf gemeinsamen Aspekten der Theorie und Praxis, der Identität und Rolle, der Arbeitsfelder und Behandlungsverfahren.
- Sozialkompetenz: Sie sollen Wahrnehmungs-, Kommunikations- und Interaktionsfähigkeiten im Umgang mit Klienten und Kollegen, aber auch im öffentlichen Leben erweitern.
- Handlungskompetenz: Der Unterricht soll den Aufbau einer beruflichen Identität unterstützen sowie Vorbereitung und Hilfestellung für die Auseinandersetzung mit komplexen technischen, wirtschaftlichen, sozialen, theoretischen und praktischen Aspekten des ergotherapeutischen Arbeitsalltags geben.
- Weiterbildungskompetenz: Die Schüler sollen Möglichkeiten erwerben, sich selbständig und kontinuierlich auf Wandlungen in Beruf und Arbeitsfeldern einzustellen. Ziel ist es, Fähigkeiten zu erwerben, um die beruflichen Qualifikationen auch über die Ausbildung hinaus zu erhalten und zu verbessern und die eigene weitere berufliche Entwicklung zu fördern.

# Didaktische Grundsätze des Faches

## Fach-(bereichs)übergreifendes und exemplarisches Lernen

Ergotherapeutische Grundlagen ist ein Fach, das auf einer multidimensionalen Grundlage beruht. Es vermittelt Kenntnisse und Fähigkeiten in Bezug auf traditionell verschiedene Theoriefelder sowie verschiedene Aufgaben- und Qualifikationsfelder. Diesen Kenntnissen und Fähigkeiten ist gemeinsam, dass sie von fachbereichsübergreifender Bedeutung für die Alltagspraxis der Ergotherapie sind. Unabhängig davon, ob die Schüler später im motorisch-funktionellen oder psycho-sozialen Bereich tätig werden, ob sie ambulant oder stationär arbeiten, ob sie Kinder oder Erwachsene behandeln – sie benötigen generelle Kenntnisse und Fähigkeiten. Sie werden in diesem Fach zusammengeführt, damit das Ausbildungsangebot weder aus einer unsystematischen Ansammlung von Inhalten noch aus einer immer wiederkehrenden Wiederholung ähnlicher Inhalte besteht. Auch in Hinblick auf die Berufspraxis ist diese Integration von Inhalten in einem Fach von Bedeutung, da hiermit die Weiterentwicklung eines gemeinsamen Berufsbildes unterstützt wird.

Der fachbereichsübergreifende Ansatz dieses Faches fordert, dass die jeweiligen Themen exemplarisch angesprochen werden. Z.B.: Vermittlung und Anleitung kann nicht auf alle Fachbereiche, Adressaten etc. bezogen im Unterricht behandelt werden, sondern die jeweilige Lehrkraft hat die Aufgabe, anhand exemplarischer Beispiele von Vermittlung und Anleitung generelle Kenntnisse und Fähigkeiten zu eröffnen. Dazu muss sie sich jeweils den exemplarischen Gehalt ihres Beispiels bewusst machen, eine dementsprechende Auswahl und Gestaltung des Themas vorbereiten und den Transfer des Gelernten auf andere Anwendungskontexte behandeln.
Diese Veröffentlichung will dazu Anregungen geben. Darüber hinaus sollten die Schulen und Lehrkräfte aber auch schuleigene Modifikationen bzw. Konzepte entwickeln, welche die schulspezifischen Voraussetzungen und Bedingungen berücksichtigen.

## Wissenschaftsorientierung

Ergotherapie bzw. ergotherapeutische Ausbildung bezieht sich auf eine Fülle von Bezugsdisziplinen (Biologie, Medizin, Sozialwissenschaften etc.). Außerdem finden berufsspezifische wissenschaftliche Theorien, Modelle und Erkenntnisse in Deutschland zunehmend Verbreitung (z.B. Kielhofner, Hagedorn). Daraus müssen Inhalte und Themen so ausgewählt und vermittelt werden, dass den Schülern möglich wird:

- ihr subjektives Verständnis von Umwelt, Gesellschaft und Individuum anhand wissenschaftlicher Theorien, Modelle und Ergebnisse zu reflektieren und zu objektivieren
- berufsrelevante wissenschaftliche Theorien, Modelle und Ergebnisse zu erfassen und die zugehörige Methodik des Zustandekommens nachzuvollziehen
- die nicht abgeschlossene Theoriebildung des Berufes zu erkennen, Kontroversen und offene Fragen der beruflichen Entwicklung als Herausforderung zu begreifen.

## Erfahrungs- und Handlungsorientierung

Obwohl viele Argumente für eine stärkere Wissenschaftsorientierung der Ergotherapie in ihrer Berufs- und Ausbildungspraxis sprechen (z.B. die Orientierung an internationalen Entwicklungen, die Forderungen der Leistungsträger nach theoretischer Fundierung und wissenschaftlicher Evaluation), ist die Ergotherapie ein auch praktischer Beruf. Wissenschafts-, Erfahrungs- und Handlungsorientierung sollten nicht als Gegensätze, sondern als zwei Seiten einer Medaille, die sich sinnvoll ergänzen, wahrgenommen und vermittelt werden.
Ergotherapieausbildung ist im dreifachen Sinne handlungsorientiert.

- Zum einen ist die Auswahl, Thematisierung und Bearbeitung von Inhalten an den Problemen und Aufgaben der beruflichen Praxis orientiert.
- Ähnlichkeiten zwischen schulischen Lernprozessen und therapeutischen Prozessen ermöglichen, Aspekte der ergotherapeutischen Behandlung schon im schulischen Kontext erfahrbar zu machen. Die Erfahrungen der Schüler mit Motivationsprozessen, Arbeitsanleitungen, Arbeitsplanungen etc. sind nicht nur schulischer Selbstzweck, sondern können auch gezielt zum Verständnis therapeutischer Aufgaben und Probleme genutzt werden.
- Die ergotherapeutische Ausbildung umfasst eine Fülle von praktischen Fächern und Einsätzen, die durch Projekte, Hospitationen etc. ergänzt werden können, in denen nicht nur berufspraktische Situationen künstlich erzeugt, sondern auch real erfahren werden können.

Erfahrungsorientiert ist die ergotherapeutische Ausbildung in dem Sinne,

- dass die individuellen Erfahrungen der Schüler (z.B. aus einem Erstberuf, dem Vorpraktikum, dem klinisch-praktischen Unterricht) wichtige Anknüpfungspunkte für die Ausbildung darstellen.
- dass die Ausbildung Selbsterfahrung beinhaltet. Dadurch können die Schüler notwendige Kompetenzen in Wahrnehmungs-, Entwicklungs- und (therapeutischen) Lernprozessen erwerben.

## Ziel- und Inhaltsauswahl

Die in den Unterpunkten der ergotherapeutischen Grundlagen benannten Themen beruhen auf der Arbeit einer Expertenrunde („Empfehlung zur Novellierung der ergotherapeutischen Ausbildungs- und Prüfungsordnung"). In einer fast 10-jährigen Diskussion in beruflichen und gesundheitspolitischen Kreisen wurde eine Fülle von Änderungen und Ergänzungen vorgenommen.

Aufgrund der unbefriedigenden wissenschaftlichen und didaktischen Situation in allen Gesundheitsberufen, auch der Ergotherapie, kann die gültige Fassung der Ausbildungs- und Prüfungsverordnung weder auf einen befriedigenden empirischen noch wissenschaftlich-hermeneutischen Begründungszusammenhang verweisen. Sie beruht auf den beruflichen und ausbildungspraktischen Erfahrungen der vielen beteiligten Diskutanten und (berufs-)politischem Konsens. Letztlich sind drei Quellen zur Ermittlung von Inhalten einbezogen worden:

1. die Bezugswissenschaften der Ergotherapie sowie ergotherapeutische Modelle und Konzepte
2. die Berufs- und Ausbildungspraxis der Ergotherapie
3. die berufs- und fachdidaktische Ausgangslage (z.B. Entwicklungen im Gesundheitswesen, aber auch bisherige bzw. verwandte Lehrpläne).

Die in der APrV aufgeführten Themen des Faches Ergotherapeutische Grundlagen stellen einen groben Stoffplan dar. Weder berufstheoretisch noch fachdidaktisch wurde bisher konkret erarbeitet, welche Ziele und anhand welcher Inhalte sowie Vermittlungsformen Themen wie z.B. Lernen über Handeln oder therapeutische Rolle und Persönlichkeit in der Ausbildung vermittelt werden sollen. Hierzu will diese Veröffentlichung konkrete Vorschläge bieten und zur Diskussion und Erprobung bereitstellen.

## Lehrkräfte

In der aktuellen Situation stehen für den Unterricht in dem Fach Ergotherapeutische Grundlagen keine speziell ausgebildeten Lehrkräfte zur Verfügung. Unter Umständen wird es notwendig sein, mehrere Lehrkräfte mit dem Unterricht zu beauftragen. In Hinblick auf die beabsichtigte integrative Funktion dieses Faches sollte die Anzahl möglichst gering gehalten und für die Kooperation Sorge getragen werden. Da das Fach an einer Schnittstelle zwischen sozialwissenschaftlichen Grundlagen und ergotherapeutischer Anwendung liegt, kommen sowohl sozialwissenschaftliche als auch ergotherapeutisch ausgebildete Lehrkräfte in Frage. Wünschenswert ist eine Doppelqualifikation. Entscheidend sind die jeweilige inhaltliche Qualifikation und die Bereitschaft zum individuellen Engagement, weitere Entwicklungsarbeit zu leisten. Kurzfristig sind Fortbildungsangebote für ergotherapeutische Lehrkräfte unabdingbar, damit der hier entstandene Ausbildungsbedarf qualifiziert unterrichtet werden kann. Mittelfristig sollte im Rahmen einer universitären Lehrerausbildung für Therapieberufe der sich mit der neuen Ausbildungs- und Prüfungsverordnung neu konstituierende Fächerkanon mitbedacht werden.

# 1 BEDEUTUNG MEDIZINISCHER UND SOZIALWISSENSCHAFTLICHER GRUNDLAGEN FÜR DIE ERGOTHERAPIE

## Bedeutung des Themas

**Gegenwartsbedeutung:**
Im Laufe der gesamten Ausbildung werden die Schüler mit vielfältigem Wissen aus unterschiedlichen Disziplinen konfrontiert.
Für Schüler ist es schwer, das Wissen, das ihnen in verschiedenen Fächern mit teilweise wenig Vernetzung angeboten wird, zu integrieren und in der Bedeutung für den Beruf zu erfassen. Ihnen begegnen zum Teil wissenschaftliche, zum Teil erfahrungsbezogene, gelegentlich auch widersprüchliche Aussagen. Durch die Inhalte in diesem Fach erhalten die Schüler einen ersten Eindruck, wie die Ergotherapie mit ihren Bezugswissenschaften vernetzt ist. Dies ermöglicht, dass das Wissen besser verarbeitet und integriert werden kann. Außerdem kann ein erstes Bewusstsein für die Notwendigkeit zu systematischer Arbeit und Dokumentation geschaffen werden.

**Zukunftsbedeutung:**
Die Wissenschaftsorientierung der Ergotherapie wird künftig wachsen. Dies trifft zu auf die systematischen Verfahren der Befundsicherung, auf die Beweisbarkeit von Effizienz der Behandlung, auf die Evaluation und auch auf eine Systematik in der Dokumentation, um nur einige Beispiele hervorzuheben. Wesentlich ist im Zuge weiterer Professionalisierung, dass Ergotherapeuten das Wissen, das sie aus anderen Bezugswissenschaften heranziehen, eindeutig beschreiben und für das eigene berufliche Aufgabenfeld modifizieren können.
In Zukunft wird es auch für den berufstätigen Ergotherapeuten immer bedeutsamer, eine Vorstellung von den Arbeitsweisen und Arbeitsmethoden ihrer Bezugswissenschaften zu haben, um neue Forschungsergebnisse, die für die Ergotherapie bedeutsam sein könnten, auswählen und beurteilen zu können. Kenntnisse der Forschungsmethodik werden auch für eigene, kleine Forschungsvorhaben benötigt werden.

**Exemplarische Bedeutung:**
Der Unterrichtsinhalt kann Beispiel sein für die Darstellung des komplexen und vernetzten Wissensbestandes im Berufsfeld Gesundheit.

THEMA: 1 **Bedeutung medizinischer und sozialwissenschaftlicher Grundlagen für die Ergotherapie**

RICHTZIEL: Die Schüler sollen die generelle Bedeutung der Bezugswissenschaften für den Beruf erkennen und die unterschiedlichen Ansätze innerhalb der beiden Wissenschaftsbereiche kennen.

| **Inhalt** | **Ziele**<br>**Der Schüler soll ...** | **Selbstaktualisierung** | **Verweis** |
|---|---|---|---|
| 1.1 Einblick in die traditionellen Forschungs- und Arbeitsweisen der Wissenschaftsgebiete Medizin (Naturwissenschaft) und Sozialwissenschaften | - an Beispielen die unterschiedlichen Denkschemata, Forschungs- und Arbeitsweisen der Naturwissenschaften und der Sozialwissenschaften gegenüberstellen. | | |
| 1.2 ICIDH (International Classification of Impairments, Disabilities and Handicaps) | - die Definition der WHO von Krankheit und Gesundheit kennen, sich beruflich einordnen können. | | |
| 1.3 Ergotherapie an der Schnittstelle zwischen Medizin und Sozialwissenschaften | - verstehen, dass Kenntnisse aus den Bezugswissenschaften nötig sind als Grundlage für ergotherapeutische Intervention und zum Zwecke der Kommunikation und Zusammenarbeit mit anderen Berufsgruppen.<br>- ein erstes Verständnis dafür entwickeln, dass sich die Ergotherapie an der Schnittstelle zwischen Medizin und Sozialwissenschaften bewegt und den kritischen Transfer in die eigene Disziplin leisten muss. | | |

# Sachanalyse

## 1 Bedeutung medizinischer und sozialwissenschaftlicher Grundlagen für die Ergotherapie

### 1.1 Einblick in traditionelle Forschungs- und Arbeitsweisen

Wann immer die Frage nach den so genannten Bezugswissenschaften der Ergotherapie gestellt wird, werden vor allem Medizin und Sozialwissenschaften genannt. Um Modellvorstellungen, Handlungs- und Denkweisen der verschiedenen Wissenschaftsbereiche besser verstehen zu können, ist es sinnvoll, sich einen Überblick über Vorgehensweisen und Grundannahmen der Bezugsdisziplinen zu verschaffen. Er soll Unterschiede und Gemeinsamkeiten thematisieren. Ein tieferes Verständnis für wissenschaftliche Vorgehensweisen soll dem Fach „Einführung in wissenschaftliches Arbeiten" vorbehalten bleiben.

Wenn Forschung für ihre Aussagen Wissenschaftlichkeit für sich in Anspruch nimmt, greift sie implizit oder explizit auf Wissenschaftstheorien und Methodologien zurück, in denen Spezifika wissenschaftlicher Erkenntnisgewinnung und Grundsätze formuliert sind, denen Handeln folgen soll, um als wissenschaftliches Handeln akzeptiert zu werden.

Traditionellerweise stützen Naturwissenschaften ihre Theorien auf Beobachtungen, Experimente und Messungen. Es überwiegt ein eher mechanistisches Denken, das davon ausgeht, dass Beobachtetes stets eine lineare Ursache- Wirkungs-Beziehung hat. Die Forschungsverfahren sind vorrangig quantitativ.

Sozialwissenschaften befassen sich mit dem Verhalten von Menschen. Verhalten lässt sich anhand bloßer Beobachtung zwar beschreiben, nicht aber erklären. Hier sind Interpretation und Introspektion notwendig. Diese Verfahren sind qualitativ.
Innerhalb und zwischen den Wissenschaftsdisziplinen besteht keine Einigkeit, sondern eine stete Debatte um die wissenschaftliche Aussagekraft qualitativ oder quantitativ gewonnener Ergebnisse.
Die Kritik an quantitativer Forschung kann wie folgt zusammengefasst werden (für die Debatte in der Soziologie vgl. GIRTLER, 1984, 24ff):

- Dadurch, dass vor der Untersuchung Hypothesen aufgestellt werden, besteht die Gefahr, den Untersuchungspersonen Meinungen und Absichten, die sie möglicherweise gar nicht teilen, zu suggerieren.
- Soziale Tatsachen können nicht objektiv „festgehalten" werden, sondern sind in starkem Maße als soziale Handlungen in jeweils unterschiedlichen Situationen und mit unterschiedlichem Bedeutungsinhalt zu interpretieren.

- Quantitative Messungen verschleiern die Tatsache, dass Fragestellungen z.B. zum sozialen Handeln nicht durch einfache Erhebungstechniken zu beantworten sind.
- Soziale Phänomene existieren nicht außerhalb des Individuums, sondern sind auf die Interaktion des Einzelnen mit sozialen Gruppen zurückzuführen.

Die Kritik an qualitativer Forschung besteht hauptsächlich in den Vorwürfen der Unwissenschaftlichkeit, des Subjektivismus und der nicht beweisbaren Grundannahmen z.B. zum Menschenbild.

Die in der Medizin überwiegenden Forschungsmethoden sind quantitativ. Ziel der wissenschaftlichen Medizin ist es, Sachverhalte zu erfassen und kausal zu erklären. Ergebnisse werden solange als gültig angesehen, als sie nicht widerlegt sind. Allgemein anerkannte Gütekriterien dabei sind Objektivität (Unabhängigkeit der Ergebnisse), Validität (Gültigkeit der Ergebnisse) und Reliabilität (Messgenauigkeit). In diesem Feld sind die gebräuchlichsten Erhebungsverfahren das Messen, Zählen und Skalieren mit unterschiedlichsten Untersuchungsdesigns (z.B. Blind- oder Doppelblindstudien) und Untersuchungsinstrumenten (z.B. Befragung mittels standardisierten Fragebögen, Tests oder Experimente). Sind die Daten erhoben, bedarf es der Aufarbeitung bzw. Auswertung. Die bekannteste Auswertungsmethode im Bereich der quantitativen Forschung ist die Statistik und ihre grafische Aufbereitung.

Forschung beschäftigt sich nicht nur mit der Beschreibung und Analyse eines IST-Zustandes, sondern will auch Vorhersagen treffen. Quantitative Prognosen zielen darauf, anhand einer Vielzahl von Datensätzen und mit Hilfe mathematisch-statistischer Methoden, Aussagen über zukünftige Entwicklungen bzw. Trends zu treffen.

Die Sozialwissenschaften nutzen neben quantitativen Verfahren vermehrt qualitative Verfahren. Verstehende Sozialwissenschaften erfragen – anders als die quantitativen Methoden – nicht Datenmengen, sondern versuchen zu klären, wie Subjekte ihre Welt sehen und deuten, welches Alltagswissen ihrem Handeln zugrunde liegt und in welcher Form Veränderungen stattfinden.

Als dafür typische Verfahren sind zu nennen: nicht-standardisierte Interviews (z.B. leitfadenorientierte Interviews, fokussierte Interviews, narrative Interviews) und verschiedene Beobachtungsverfahren (z.B. teilnehmende Beobachtung, mediengestützte Beobachtung).

## 1.2 International Classification of Impairments, Disabilities and Handicaps (ICIDH)

Ergotherapeuten haben die Aufgabe, die Menschen, die auf Grund von Krankheit oder Behinderung in ihrer Handlungsfähigkeit eingeschränkt sind, zu unterstützen. Ziel ist es, dass sie diese Betätigungen so ausführen können, wie es ihren Bedürfnissen entspricht und ihre Rollen erfordern. Mit dieser Sichtweise ist verknüpft, dass mit Krankheit nicht nur eine Funktionsstörung auf physiologischer oder auf Organebene gemeint ist. Vielmehr wird von einem soziologischen Krankheitsbegriff ausgegangen, der subjektive Befindlichkeit und Umweltbedingungen mit einbezieht. Deutlich wird dabei, dass dem Verständnis von Krankheit und Gesundheit verschiedene Vorstellungen zugrunde liegen können.

Innerhalb der Medizin haben sich die Vorstellungen von Gesundheit und Krankheit in der Vergangenheit verändert. Die Frage ist, ob es derzeit eine verbindliche Definition von Gesundheit und Krankheit gibt:
In der traditionellen Medizin wird als Krankheit das Vorliegen von Symptomen oder Befunden bezeichnet, welche als Abweichung von einem physiologischen Gleichgewicht interpretiert werden können (Siegrist, 1988, S.184). Sie besitzen eine definierte Ursache. Als Syndrome werden Symptome bzw. Befundkomplexe bezeichnet, für die eine definierte Ursache (noch) nicht bekannt ist (ebenda).
Eine erweiterte Definition von Krankheit und Gesundheit findet internationale Verbreitung durch den Katalog ICIDH-2 der Weltgesundheitsorganisation. Aus Gründen der internationalen Verständigung und Übereinkunft wird in diesem Katalog versucht, die Begriffe Krankheit und Gesundheit neu zu definieren und das medizinische Versorgungssystem dementsprechend zu gestalten. Für die Legitimierung ergotherapeutischen Handelns im Berufsfeld Gesundheit stellt dieser Katalog eine wichtige Basis dar. Anhand der Klassifikationen können Aufgaben von Ergotherapeuten eindeutiger definiert werden.

Die Internationale Klassifikation von Impairments, Disabilities und Handicaps (ICIDH) wurde erstmals 1980 und im Juni 1997 in zweiter Fassung von der Weltgesundheitsorganisation veröffentlicht.

Das Konzept der ICIDH beinhaltet eine bestimmte Vorstellung der Wechselwirkung von Krankheit, Gesundheit und Behinderung:

Impairment – Körperebene
Ein Schaden weist auf einen Verlust oder eine Abnormität eines Körperteils oder einer Körperfunktion hin. Der Begriff Körper bezieht sich auf den menschlichen Organismus als Ganzes, daher umfasst er auch die geistigen und seelischen Funktionen. Der Begriff Abnormität wird hier als eine deutliche Abweichung von ermittelten statistischen Normen verstanden und sollte nur in dieser Bedeutung benutzt werden.

Disability – Ebene der Person
Durch den Eintritt eines Schadens kann eine Person bei der Durchführung von Aktivitäten beeinträchtigt sein. Eine Aktivität kann in Art, Dauer und Qualität gestört sein. Im ICIDH-2 wird der Begriff „Aktivität“ benutzt, um alles, was eine Person tut, zu erfassen, angefangen von einfachen Aktivitäten bis hin zu komplexen Fertigkeiten und Verhaltensweisen. Man spricht von Aktivitätsstörungen (ICIDH-2) oder auch von Fähigkeitsstörungen (ICIDH-1).

Handicap – Ebene der Partizipation an Gesellschaft
Die Partizipation ist die Art und das Ausmaß der Teilhabe oder des Einbezogenseins einer Person an dem gesellschaftlichen Leben. Die Partizipation kann in Art, Dauer und Qualität eingeschränkt sein. Eine Einschränkung der Partizipation kann bestehen, selbst wenn die Person einen kleinen Schaden oder gar keinen Schaden oder Aktivitätsstörung aufweist. Dies kann z.B. für eine HIV-positive Person ohne jegliche Symptome oder Beschwerden zutreffen.

Entsprechend diesem Konzept gilt Folgendes:
Erkrankung und Behinderung werden als das Ergebnis einer Wechselwirkung / komplexen Beziehung zwischen dem Gesundheitsproblem und den Kontextfaktoren (d.h. den umweltbezogenen und persönlichen Faktoren) betrachtet. Dies entspricht nicht dem in Deutschland bis dato üblichen Krankheits- und Behinderungsbegriff im Sinne des Sozialrechts.

## 1.3 Ergotherapie an der Schnittstelle zwischen Medizin und Sozialwissenschaften

Ergotherapie befasst sich traditionellerweise mit den Auswirkungen gesundheitlicher Schäden auf Aktivitäten und Partizipationsmöglichkeiten des Menschen. Trotzdem hat sie sich in der Vergangenheit mehr an dem klassischen Medizinverständnis orientiert. Mehr und mehr rückt eine neue Sichtweise in den Vordergrund, nämlich dass Ergotherapie zuständig ist für die Optimierung oder Wiederherstellung der Handlungsfähigkeit des Menschen. Nicht mehr die Symptome einer Krankheit stehen im Vordergrund, sondern die Frage, inwieweit diese Symptome den Menschen daran hindern, seine Rollen und Aufgaben im Alltagsleben zu erfüllen.

*Die Medizin als Bezugswissenschaft*

Diese neue Sichtweise bedeutet nicht, dass sich Ergotherapie aus dem medizinischen Kontext löst. Ergotherapeuten brauchen medizinisches Wissen, um zu verstehen, wie gesundheitliche Schäden Handlungsmöglichkeiten von Menschen beeinflussen und um angemessene Intervention entwickeln und anbieten zu können.

Dieses Wissen ist auf mehreren Ebenen notwendig:
1. Veränderungen von Handlungsfähigkeit auf der Basis von Krankheit oder Behinderung unterliegen anatomisch-funktionellen Bedingungen und physiologischen Gegebenheiten. Ohne Kenntnisse und Berücksichtigung dieser Bedingungen und Gegebenheiten kann ergotherapeutische Intervention nicht an der Wurzel des Geschehens ansetzen. Um einen Menschen beispielsweise wieder dazu zu befähigen, Greiffunktionen für den Umgang mit Gegenständen zu erlangen, ist es notwendig, Kenntnisse über die anatomischen Strukturen, funktionellen Bedingungen, physiologischen Gegebenheiten und pathogenen Strukturen zu besitzen.

2. Medizinische Kenntnisse verhelfen Ergotherapeuten dazu, die ärztliche Diagnostik- und Vorgehensweise zu verstehen. Diese Fähigkeit ist wichtig, damit Ergotherapeuten sich im interdisziplinären Team schneller und effektiver verständigen und selbständig arbeiten können.

3. Ergotherapeuten sind häufig Mittler zwischen Arzt und Klient. Die soziale Distanz zwischen Arzt und Klient ist oft so groß, dass sich Klienten nicht trauen, dem Arzt die Fragen zu stellen, die sie bewegen. Nicht selten aber werden diese Fragen und Probleme in der Ergotherapie formuliert.

In dem zuvor beschriebenen ICIDH-2 der WHO wird deutlich, dass auch innerhalb der Medizin neben dem System von Ursachen vermehrt die Auswirkungen von Krankheit, Trauma und Funktionsdefiziten auf den Lebensalltag der Betroffenen in den Vordergrund gestellt werden.

*Die Sozialwissenschaften als Bezugswissenschaften*

Die Bedeutung der Sozialwissenschaften für die Ergotherapie liegt darin begründet, dass sie beitragen, den Menschen als biologisch-psychosoziales Wesen zu begreifen. Persönlichkeitsentwicklung und Verhaltensaufbau resultieren aus der Auseinandersetzung mit der Objektwelt und der Interaktion mit der personalen Umwelt. Zum Verständnis von Aktivitäten und ihren Störungen benötigen Ergotherapeuten ein Wissen zu den Themen Persönlichkeit, Entwicklung, Wahrnehmung, Lernen, Motivation. Sie benötigen Theorien, die ein Verständnis für soziale Strukturen und Prozesse insbesondere im Familien- und Alltagsleben und im medizinischen Handlungsfeld eröffnen, um Partizipation und Partizipationsprobleme zu verstehen und therapeutisch bearbeiten zu können.
Damit ergotherapeutische Intervention theoretisch fundiert und praktisch effektiv ist, muss Ergotherapie sich auch auf pädagogische Wissensbestände beziehen, hier vor allem auf die Themen Lernen sowie Vermittlung und Anleitung.

**Literaturangaben**


Bonß, Jürgen; unter Mitarbeit von Dieter Bongers: Lehrbuch der empirischen Sozialforschung, 1984

Jerosch-Herold et al. (Hrsg.): Konzeptionelle Modelle der ergotherapeutischen Praxis, Heidelberg 1999

Lamnek, S.: Qualitative Sozialforschung. Band 1: Methodologie, 3. Auflage, Weinheim 1995

Lamnek, S.: Qualitative Sozialforschung. Band 2: Methoden und Techniken, 3. Auflage, Weinheim 1995

Nolting, H.P., Paulus, P.: Psychologie lernen – Eine Einführung und Anleitung, Beltz Psychologie Verlags Union, Weinheim 1994

Scheepers, Steding-Albrecht, Jehn (Hrsg.): Ergotherapie – Vom Behandeln zum Handeln, Thieme 1999

Sigrist, J.: Medizinische Soziologie, Urban und Schwarzenberg, 1988

Stamm, H.P., Stamm, E. Lamprecht, M.: Wissenschaft und Ergotherapie: Drei Richtigstellungen, in: Schweizerische Zeitschrift: Ergotherapie 9/99

WHO Genf (Hrsg.): M. Schuntermann – Koordinator für den deutschsprachigen Raum, ICIDH 2, Internationale Klassifikation der Schäden, Aktivitäten und Partizipation, Deutscher Verband der Rentenversicherungsträger (VDR), Frankfurt 1998

# 2 KONZEPTIONELLE MODELLE DER ERGOTHERAPIE

## Bedeutung des Themas

**Gegenwartsbedeutung:**
Die Schüler haben zu Beginn der Ausbildung nur fragmenthafte Vorstellungen über den Beruf. Modelle stellen geordnete Systeme dar, die eine wissenschaftsorientierte Basis für die Praxis liefern. Die Schüler erfahren, dass theoretische Modelle Sichtweisen, Hypothesen, Handlungen und Handlungsziele prägen. Die Modelle legitimieren das jeweilige therapeutische Vorgehen.
Durch die Auseinandersetzung mit ergotherapeutischen Modellen können Schüler Vorerfahrungen integrieren und die vielfältigen Inhalte aus verschiedenen Lernbereichen in einen Zusammenhang bringen. Diese Auseinandersetzung trägt zur Identitätsbildung und Identifikation mit dem Beruf bei. Gleichzeitig fördert sie die Entwicklung berufsethischer Positionen.

Modelle begegnen den Lernenden auch in anderen Wissenschaftsgebieten. In der Auseinandersetzung mit ergotherapeutischen Theoriemodellen wird es möglich, sich von anderen Fachbereichen abzugrenzen, aber auch Überschneidungen wahrzunehmen.

**Zukunftsbedeutung:**
Die gesundheitspolitische Entwicklung fordert in stetig wachsendem Umfang, das eigene Profil deutlich zu machen und die Effizienz von Behandlungen nachzuweisen. Die Entwicklung im anglo-amerikanischen Raum zeigt auf, welche möglichen Antworten auf eine derartige Herausforderung gefunden werden müssen. Um sich künftig national und international behaupten zu können, ist es notwendig, die zurzeit bestehenden Modelle zu kennen und zu bewerten, sich aber auch an ihrer Weiterentwicklung und Modifikation zu beteiligen.

**Exemplarische Bedeutung:**
Die Beschäftigung mit Modellen ermöglicht, die Fähigkeit von deduktivem und induktivem Denken auszubilden.
Am Beispiel von Modellen kann die Nützlichkeit von Systematiken und Strukturen aufgezeigt werden.
Exemplarisch wird an Modellen deutlich, wie festgefügte Systeme unser Denken leiten, aber auch gegebenenfalls einengen können.

THEMA: **2 Konzeptionelle Modelle der Ergotherapie**

RICHTZIEL: Die Schüler sollen Modelle kennen und deren erklärungs- und handlungsleitende Funktion für das therapeutische Handeln verstehen.

| Inhalt | Ziele<br>Der Schüler soll ... | Selbstaktualisierung | Verweis |
|---|---|---|---|
| 2.1 traditionelle Denkmodelle der Ergotherapie z.B.<br>- mechanistisch-reduktionistisches Modell<br>- psychodynamisches Modell | - wissen und verstehen, welche Funktion und Bedeutung Modellvorstellungen für das berufliche Handeln haben.<br>- die Inhalte von beruflich grundlegenden Modellen kennen. | | |
| 2.2 heutige Modelle z.B.<br>- MOHO<br>- Bieler Modell<br>- CMOP<br>- Adaptive Skills (Mosey)<br>- Adaptation through Occupation (Reed & Sanderson) | - die dahinter stehenden theoretischen Annahmen erläutern.<br>- die Modelle miteinander vergleichen. | | |
| 2.3 Konsequenzen neuer Sichtweisen, Auswirkungen auf<br>- die therapeutische Beziehung<br>- therapeutische Mittel<br>- Behandlungsverfahren<br>- Berufsidentität | - die Grundsätze therapeutischer Intervention nach diesen Modellen kennen.<br>- erkennen, dass Modelle die Praxis begründen und verändern. | | |

## Sachanalyse

# 2 Konzeptionelle Modelle der Ergotherapie

## 2.1 Der Begriff Modell

Modelle sind verkürzte symbolische Darstellungen oder Vorstellungen von Prozessen, Zusammenhängen, Beziehungen, dynamischen Systemen etc.

In der Medizin und der Psychologie existieren verschiedene Modelle nebeneinander, die bisher von der Ergotherapie selektiv mitbenutzt wurden und vermutlich auch weiterhin benutzt werden. Eine bewusste Reflexion zur Anwendung dieser Modelle findet aber nur bedingt statt. Solche Modelle sind z.B. das biomechanische Modell, das psychodynamische Modell oder das kognitive Modell. Sie sind geprägt durch die spezifischen wissenschaftlichen Schulen und Professionen (vgl. Hagedorn, 1992).

Ergotherapeutische Modelle haben bisher in Deutschland gefehlt. Dadurch, dass bei uns bisher kein ergotherapeutisches Modell, welches das *Gemeinsame* des Berufs definiert, entwickelt und formuliert wurde, ist es schwierig, eine berufliche Identität zu festigen.

Die zumeist anglo-amerikanischen Modelle der Ergotherapie beschreiben einen Bezugsrahmen, ein Denkkonzept oder grundlegende Vorstellungen über das Wesen des menschlichen Handelns. Ergotherapeutische Modelle gehen von spezifischen Leitbildern aus; diese umfassen das Selbst- und Menschenbild der Profession und schließen ihr spezifisches Verhältnis zu ihrem Auftrag innerhalb der Gesellschaft ein. Die Modelle machen Aussagen zu der Beziehung zwischen Therapeut und Klient, dem Wesen des ergotherapeutischen Angebotes, der Art der Problemanalyse und der Problemlösung. Damit wird auch das Feld ergotherapeutischen Wissens, das für die therapeutische Intervention notwendig ist, umrissen.

## 2.2 Traditionelle Denkmodelle

Eines der gebräuchlichsten Denkmodelle, das auch in der Ergotherapie angewandt wird, ist das biomechanische oder biomedizinische Modell.

Krankheit wird hier als eine Änderung von Strukturen der Organe oder Organsysteme verstanden. Die Veränderungen führen dazu, dass teilweise oder ganz das geordnete Zusammenspiel von Funktionen des Organismus (Homöostase) vorübergehend oder dauernd unterbrochen oder gestört ist. Nach diesem Modell ist nur der krank, bei dem entsprechende Strukturveränderungen nachgewiesen werden können. Psychische, soziale oder Umwelteinflüsse werden weitestgehend in den Hintergrund gestellt. Ob ein Individuum sich selbst krank oder eingeschränkt fühlt, ist nicht von primärer Bedeutung. Subjektives Unwohlfühlen ohne nachweisbare Strukturveränderung hat in diesem Modell keinen großen Stellenwert. Therapeutische Strategien nach diesem Modell müssen geeignet sein, pathologische Veränderungen entweder rückgängig zu machen, sie aufzuhalten oder neue Strukturen und Funktionszustände herzustellen. Die biomedizinischen Modelle haben große Fortschritte in der Medizin ermöglicht, können aber den Blick dafür verstellen, dass Gesundheit mehr ist als die Abwesenheit von Krankheit oder einer Störung körperlicher Funktionen. Es besteht die Gefahr, dass der Mensch als mechanisches Funktionssystem betrachtet wird, bei dem es nur darum geht, Funktionen ungeachtet der individuellen Lebenszusammenhänge wiederherzustellen.

## 2.3 Heutige Modelle

Im Rahmen der sich entwickelnden Theoriebildung werden in jüngster Zeit eine Reihe von Modellen in der deutschen Fachöffentlichkeit diskutiert. Diese Modelle kommen zumeist aus dem anglo-amerikanischen Raum und entwickeln unterschiedliche Vorschläge, menschliche Betätigung und ergotherapeutisches Handeln theoretisch zu begründen, zu erfassen und neu auszurichten.

Sie alle kritisieren das biomedizinische Modell als reduktionistische Betrachtungsweise. Sie entwickeln Konzepte, den Menschen nicht nur als mechanistisches Funktionssystem zu betrachten, sondern das jeweilige spezifische Verhältnis von Individuum und Umwelt zu erfassen. Aus dieser Sicht ist das Verhältnis von Individuum und Umwelt durch Erkrankung und Behinderung gestört, so dass u.a. im Rahmen einer ergotherapeutischen Behandlung Patient und Umwelt wieder eine neue Balance finden müssen. Im Mittelpunkt steht jeweils die Handlungsfähigkeit des Patienten bezogen auf seine Umwelt. Die Ressourcen und Defizite des Patienten zum (Wieder)-aufbau seiner Handlungskompetenzen sollen mit Hilfe dieser Modelle systematisch erfasst und verstanden werden.
Die Modelle, die im deutschen Sprachraum über Veröffentlichungen oder Fortbildungen zugänglich sind und diskutiert werden, sind im Folgenden genannt:

- The Model of Human Occupation (MOHO) von Gary Kielhofner
- The Model of Adaptive Skills von Anne C. Mosey
- The Canadian Model of Occupational Performance (CMOP)
- The Occupational Performance Model (OPM) of Australia
- Adaptation through Occupation von Reed and Sanderson
- Bieler Modell

Zu den Modellen soll hier im Einzelnen nicht ausführlich Stellung genommen werden.

## 2.4 Konsequenzen neuer Sichtweisen

Die ergotherapeutischen Modelle betrachten den Menschen in gewisser Weise als Teil eines Systems. Sie stellen die Wechselwirkungen zwischen Mensch, Betätigung und Umwelt in den Mittelpunkt. Durch die „Brille“ eines bestimmten Modells gesehen, nimmt der jeweilige Therapeut eine spezifische Sichtweise ein, die auf

- seine Beziehung zum Klienten,
- die Art der Befundaufnahme,
- die Art der Intervention und deren Mittel und auf
- die Art der Evaluation

Einfluss hat. Der Prozess der therapeutischen Entscheidungen wird somit geleitet von einer übergeordneten Sichtweise, die in dem jeweils verwandten Modell seinen Ursprung hat.

Allen neuen ergotherapeutischen Modellen ist gemeinsam, dass die Handlungsfähigkeit des Menschen im Vordergrund steht und nicht mehr Krankheit oder Gesundheit. Es geht in der Ergotherapie demnach nicht um die Wiederherstellung einzelner Funktionen, sondern es geht darum, den Menschen beim Erwerb von Leistungskompetenzen zu unterstützen. Das heißt auch, ihm zu helfen, Rollen wieder einzunehmen, die es ihm ermöglichen, am gesellschaftlichen Leben teilzuhaben und nach Problemlösungen zu suchen, wie die individuelle Umwelt gestaltet werden muss, um auf Dauer ein Optimum an Handlungsfähigkeit zu erreichen.

Dadurch, dass die Modelle eine konzeptionelle Sicherheit und einen Erklärungsrahmen bereitstellen, tragen sie zur Identitätsbildung der Berufsangehörigen bei und verleihen ihnen einen Zuwachs an Autonomie. Einen weiteren Vorteil bildet die Einführung einer berufsspezifischen Terminologie, die es ermöglicht, sich innerhalb der Berufsgruppe besser zu verständigen. Außerdem verändert die Benutzung einer fachspezifischen Terminologie auch die Darstellung der beruflichen Entwicklung nach außen (vgl. Marotzki, 1999; Feaver, 1993).

**Literaturangaben**

Buser und Kaul-Hecker: Medizinische Psychologie, Medizinische Soziologie. Stuttgart 1991
Das Bieler Modell (1998) kann angefordert werden bei der Schule für Ergotherapie in Biel/Schweiz.
Feaver, Creek: Models for Practice. British Journal for Occupational Therapy 2:59:62-2 1993
Hagedorn, R.: Ergotherapie – Theorien und Modelle. Thieme, Stuttgart 2000
Hagedorn, R.: Occupational Therapy – Perspectives and Processes. Churchill Livingstone Edinburg 1995
Jerosch-Herold et al. (Hrsg.): Konzeptionelle Modelle der Ergotherapie, Springer 1999
Kielhofner, G.: Conceptual Foundations of Occupational Therapy. F.A. Davis, Philadelphia 1997
Kielhofner, G.: A Model of Human Occupation. Williams & Wilkins, Baltimore 1995
Mosey, A.: Psychosocial Components of Occupational Therapy. Raven Press, New York 1986
Nolting/Paulus: Psychologie lernen. Beltz Psychologie-Verlags-Union 1994
Reed & Sanderson: Concepts of Occupational Therapy. Williams & Wilkins, Baltimore 1983
Scheepers, Cl. et al. (Hrsg.): Ergotherapie – Vom Behandeln zum Handeln. Thieme, Stuttgart 1999
Schönpflug: Psychologie. München 1989
Sumsion, T. (Hrsg.): Client-Centred Practice in Occupational Therapy. A Guide to Implementation. Churchill Livingstone 1999 (Ab 2002 in Deutsch beim Thieme Verlag)
Townsend, E. (Editor): Enabling Occupation: An Occupational Therapy Perspective. Canadian Association of Occupational Therapists, ISBN 1-895437-21-0
Wilker / Bischoff / Novak: Medizinische Psychologie, Medizinische Soziologie. München 1994
Zimbardo: Psychologie. Heidelberg 1992

# 3 WAHRNEHMUNG

## Bedeutung des Themas

**Gegenwartsbedeutung:**
Jeder Mensch tritt über seine Sinne in Verbindung mit der Umwelt und mit sich selbst. Diese Grundfähigkeit erleben die Schüler als selbstverständlich. Es gilt, sich dieser Fähigkeit bewusst zu werden, sie zu analysieren und sie in ihrer Bedeutung als Voraussetzung für menschliche Betätigung zu verstehen.
Der Unterricht dient einer ersten Strukturierung des Themas Wahrnehmung und hat Bedeutung für vertiefende Fächer (z.B. Neurophysiologie, Psychologie, ergotherapeutische Verfahren). Die Wahrnehmung eigener Bewegungsmöglichkeiten, des eigenen Körperschemas und -imagos ist z. B. Voraussetzung für das Verständnis von funktionell-anatomischen und psychomotorischen Vorgängen und deren therapeutischer Beeinflussung.
Da Therapie immer eine soziale Situation darstellt, sind differenzierte Kenntnisse von sozialer Wahrnehmung unabdingbar. In vielen Fächern und in der praktischen Ausbildung werden Aspekte sozialer Wahrnehmung aus unterschiedlichen Perspektiven thematisiert. Dadurch werden die Schüler zur Anwendung der Grundkenntnisse angeregt.
Für die Gestaltung von sozialen Situationen ist es erforderlich, sich der subjektiven Einflussfaktoren auf das Beurteilen und Beobachten bewusst zu sein, um Wahrnehmungsverzerrungen zu erkennen. Damit werden auch die Voraussetzungen geschaffen, Interaktionsstörungen zu verstehen. Dies hat besondere Bedeutung im Kontakt mit dem Klienten während der praktischen Ausbildung.
Soziale Wahrnehmungen im Klassenverband können als Übungs- und Erfahrungsfeld modellbildend für zukünftige Therapiesituationen ausgewertet werden.

**Zukunftsbedeutung:**
Die therapeutische Interaktion mit dem Klienten ist zentraler Gegenstand unseres Berufes. Voraussetzung ist dafür die Fähigkeit zu differenzierter Wahrnehmung sowie das Verständnis von Wahrnehmungsprozessen. Die Entwicklung und Anwendung von Assessments in der Berufspraxis werden die Anforderungen an eine systematische und differenzierte Wahrnehmung wachsen lassen.

THEMA: **3 Wahrnehmung**

REIHENTHEMA: **3.1 Einführung in die Sinneswahrnehmung**

RICHTZIEL: Die Schüler sollen einen Überblick über die Sinneswahrnehmung haben.

| **Inhalt** | **Ziele**<br>**Der Schüler soll ......** | **Selbstaktualisierung** | **Verweis** |
|---|---|---|---|
| 3.1 Verständnis von Wahrnehmung<br>3.1.1 Sinnesbereiche<br>- Modalitäten<br>- Qualitäten<br>- Reizverarbeitung | - die Definition kennen<br>- die verschiedenen Sinnesbereiche nennen und den Wahrnehmungsvorgang beschreiben. | Anknüpfen an eigene Erfahrungen<br>Praktische Übungen | Neuroanatomie<br>Neurophysiologie |
| 3.1.2 Organisationsprinzipien der Wahrnehmung<br>- Filterung und Selektion<br>- Figur-Grund-Wahrnehmung<br>- räumliche Wahrnehmung<br>- Zusammenspiel der Sinne<br>- Wahrnehmungskonstanz | - Grundphänomene der Wahrnehmung kennen und an Beispielen erläutern. | | |
| 3.1.3 Grundzüge der Wahrnehmungsentwicklung<br>- amodale Wahrnehmung<br>- modale Wahrnehmung<br>- intermodale Wahrnehmung<br>- seriale Wahrnehmung | - Phasen und Sichtweisen der Wahrnehmungsentwicklung beschreiben. | | |

THEMA: **3 Wahrnehmung**
REIHENTHEMA: **3.2 Körperwahrnehmung**
RICHTZIEL: Die Schüler sollen ihren Körper bewusst wahrnehmen. Sie sollen ihn in Ruhe und Bewegung erfahren und dabei eigene Gefühle bewusst erleben.

| **Inhalt** | **Ziele**<br>**Der Schüler soll ...** | **Selbstaktualisierung** | **Verweis** |
|---|---|---|---|
| 3.2 Verständnis von Körperwahrnehmung / Eigenwahrnehmung im Unterricht | | Praktische Übungen<br>Erfahrungen mit eigenen Bewegungsmöglichkeiten und -fähigkeiten und eigenen charakteristischen Körperhaltungen (Alltagsbewegungen, Tanzen und Rhythmik, Gestalttherapie)<br>Beobachtung anderer | |
| 3.2.1 Bewegungsmerkmale und Bewegungsfähigkeit | - vielfältige Bewegungen durchführen und bewusst wahrnehmen.<br>- individuelle Unterschiede von Bewegungen erkennen. | | |
| 3.2.2 Körperbewusstsein (Frostig)<br>- Körperschema<br>- Körperbild / Körperimago<br>- Körperbegriff | - Körperbewusstsein differenzieren und beschreiben.<br>- sein eigenes Körperbewusstsein erweitern. | Praktische Übungen<br>Erfahrungen mit dem eigenen Körpergefühl und Körperbild | |
| 3.2.3 Körperorientierte therapeutische Verfahren z.B.<br>Feldenkrais<br>Entspannungstechniken<br>Psychomotorik<br>Konzentrative Bewegungstherapie | - verschiedene Verfahren erleben und beschreiben.<br>- theoretische Grundlagen und die Praxis verschiedener Verfahren in Grundzügen beschreiben. | Praktische Übungen | |

THEMA: **3 Wahrnehmung**
REIHENTHEMA: **3.3 Soziale Wahrnehmung**
RICHTZIEL: Die Schüler sollen Grundphänomene der sozialen Wahrnehmung am Beispiel der Personenwahrnehmung kennen lernen.

| **Inhalt** | **Ziele**<br>**Der Schüler soll ...** | **Selbstaktualisierung** | **Verweis** |
|---|---|---|---|
| 3.3.1 Grundlagen der sozialen Wahrnehmung<br>- Einzelpersonen<br>- Gruppen<br>- Institutionen<br>- soziale Prozesse | - die Bereiche der sozialen Wahrnehmung unterscheiden. | Praktische Wahrnehmungsübugen: z.B. Rollenspiele | Arbeit mit Gruppen(Nr 6) |
| 3.3.2 Selbstbild, Selbstkonzept, Selbstwahrnehmung | | | |
| 3.3.3 Personenwahrnehmung<br>- Beobachtung<br>- Beurteilung<br>- Interpretation<br>- Hypothese | - für die Vielfältigkeit der wahrzunehmenden Faktoren sowie für die individuellen Färbungen sensibilisiert werden.<br>- erkennen, dass die personale Wahrnehmung mit dem individuellen Selektions- und Beurteilungsprozess verbunden ist. | | |
| 3.3.3.1 Erscheinungsbild des anderen z.B.<br>Körperhaltung, Bewegung<br>Mimik, Gestik, Blick<br>Sprache, Tonfall<br>Geruch<br>Kleidung | - sein eigenes Wahrnehmungsschema überprüfen. | | |
| 3.3.3.2 Subjektive Einflussfaktoren des Beobachters z.B.<br>vorangegangene Erfahrungen / Sozialisation<br>Bedürfnisse / Wertvorstellungen / Motive<br>aktuelle Lage / Gefühle / momentane Befindlichkeit | - verschiedene Einflussfaktoren benennen und Auswirkungen auf die Personenwahrnehmung erläutern. | | |
| 3.3.3.3 Probleme der Personenwahrnehmung<br>- Wahrnehmungsverzerrungen<br>- Wahrnehmungsfehler | - die aus Wahrnehmungsverzerrungen entstehenden wichtigsten Wahrnehmungsfehler kennen und erläutern (identifizieren). | | |

# Sachanalyse

# 3 Wahrnehmung

## 3.0 Vorbemerkung

Im Verlauf der Arbeit der AG-ETS haben sich die Unterpunkte der APrV mehrmals geändert. Das Thema Wahrnehmung lautete im ersten Entwurf von 1990 „Selbsterfahrung“ mit den Unterpunkten Körper und Bewegung, Kommunikation und Interaktion. In der Zwischenzeit heißt der Punkt „Selbstwahrnehmung“; die Gruppe war jedoch der Meinung, die Selbstwahrnehmung müsse als Teil der Wahrnehmung angesehen werden und dieses Thema solle als „Ganzes“ unterrichtet werden. Dabei ist uns bewusst, dass viele Elemente des Themas in anderen Fächern (Psychologie, Neuropsychologie, Physiologie, Anatomie, Neuroanatomie...) vertiefend behandelt werden müssen.
Der Unterricht im Fach Ergotherapeutische Grundlagen knüpft an vorhandenem Schulwissen an, initiiert grundlegende Eigenerfahrungen, vermittelt erste berufsorientierte Kenntnisse und schafft einen Überblick über die Komplexität des Themas.

## 3.1 Verständnis von Wahrnehmung

Die Wahrnehmung wird als eine der psychischen Grundfunktionen des menschlichen Organismus angesehen. Sie ist Grundlage für die Willkürmotorik, das Denken, die Sprache, die Gefühle und damit für das menschliche Handeln, gleichzeitig ist sie nur im Zusammenhang mit diesen anderen psycho-physischen Grundfunktionen zu verstehen.

Nach einer Definition von Dorsch (1996) ist Wahrnehmung „Vorgang und Ergebnis der Reizverarbeitung. Das Ergebnis ist ein Abbild objektiv-realer Umwelt und der eigenen Person (Innenwelt)“.

Die Sinnesphysiologie untersucht den Vorgang der Reizverarbeitung – von den Organen über die zelluläre Ebene bis hinein in die biochemischen und physikalischen Details. Alle Sinnessysteme verarbeiten die empfangenen Reize nach einem weitgehend einheitlichen physiologischen Muster. Der Reiz wird, wenn er eine gewisse minimale Stärke erreicht hat, also über der Reizschwelle liegt, von den Rezeptoren, d.h. den für den Empfang spezialisierten Nervenzellen eines bestimmten Sinnesorgans, aufgenommen und in elektrische Nervenimpulse umgewandelt. Bei aller Unterschiedlichkeit der Reize und des spezialisierten Baus der jeweiligen Sinneszellen ist festzuhalten, dass jede Information als elektrischer Impuls weitergegeben wird. Es findet also während des Prozesses der Reizverarbeitung zweimal eine Codierung statt: Das physikalische Korrelat (die Schallwelle, die elektromagnetische Welle) wird durch das aufnehmende Sinnesorgan in elektrische Impulse umgewandelt, nach der

Weiterleitung wird der elektrische Impuls in das kodiert, was wir als das Ergebnis der Wahrnehmung (= die Empfindung) betrachten, z.B. die Melodie oder das Blau des Himmels.

Auch Anthropologie, Philosophie und Psychologie beschäftigen sich sowohl mit dem Vorgang als auch mit dem Ergebnis der Wahrnehmung.
Zu welchem Ergebnis / Sinneseindruck führt der Vorgang der Reizverarbeitung aus ihrer Perspektive?

- Er lässt sich in Begriffe und damit in Sprache fassen. Wahrnehmung bildet also die Grundlage für das Denken und unsere intellektuellen Leistungen.

- Diese Wahrnehmungen finden häufig den direkten Weg zu unseren Emotionen. Wir alle kennen z.B. die angestrengten Versuche, Sinneseindrücke der Geschmacks- und Geruchswelt in die Welt der Bilder und Begriffe zu übertragen.

- Er bleibt auf der unbewussten Ebene und steuert dennoch unser Verhalten. Unser Bewegungsverhalten mit all seinen Automatismen wird von der ständigen Reizverarbeitung gesteuert, auch die soziale Wahrnehmung wird ständig von unbewussten Elementen beeinflusst.

Wenn in der Definition vom Ab-bild der Umwelt gesprochen wird, ist damit nicht ausschließlich das Ergebnis der visuellen Wahrnehmung gemeint, sondern auch die Melodie, das Erspürte, der Duft, der Geschmack – damit hätten wir die klassischen fünf Sinne; erst gemeinsam liefern sie unser vollständiges Bild der Welt.

*Abbild objektiv-realer Welt*
Die Wahrnehmung liefert uns ein subjektives Abbild objektiv-realer Umwelt. Im Alltag können wir uns auf das Zutreffen unserer Wahrnehmung meistens verlassen; dass uns die Wahrnehmung dennoch häufig trügt, wird in vielen Monographien für wichtig erachtet.

Die Metapher des Ab-bildes, die uns an einen Spiegel oder an eine Kamera denken lässt, darf nicht dazu führen, dass wir uns die Wahrnehmung als mechanischen Vorgang denken, der immer nach einem gleichen Muster abläuft und in gleichen Situationen auch immer die gleichen Ergebnisse zeitigt. Auch ist das Wahrnehmungsergebnis gleicher Umweltgegebenheiten interindividuell unterschiedlich. Die objektiv-reale Welt vermittelt sich nicht in einem simplen 1:1 Verhältnis.

Liefert uns die Wahrnehmung auch ein objektives Abbild objektiv-realer Umwelt? Hier kann die Antwort nach dem bisher Gesagten nur lauten: Nicht allein!
„Der Mensch, darin besteht seine kreatürliche Auszeichnung, ist zur Wahrheitsfindung in der Lage, aber nicht als Sinnenwesen, (denn als solches ist er, wie sich gezeigt hat, sehr leicht zu täuschen), sondern als Vernunftwesen, das seine Empfindungen kontrolliert und seine Wahrnehmungsfähigkeit vervollkommnet“.
Die Leistungen der Wahrnehmung können und müssen genutzt werden, um zu richtigen Urteilen über die Welt zu gelangen, für sich allein sind sie unzureichend.

*Umwelt und die eigene Person*
Zum Bild der Welt gehört für das wahrnehmende Subjekt auch das Bild vom eigenen Körper. Die „Spannungsmeldung“ aus der Muskulatur, die Information über die Lage des Körpers und seiner Teile im Raum, Wohlbehagen, Schmerz etc. treten zu den klassischen fünf Sinnen hinzu und vervollständigen unsere Wahrnehmung um das Bild von uns selber.

### 3.1.1 Sinnesbereiche

Unter Wahrnehmung versteht Affolter : „...alle Mechanismen, welche eingesetzt werden, um die Reize einer aktuellen Situation zu verarbeiten, einschließlich der verschiedenen sensorischen Modalitäten und Organisationsebenen“ (Affolter, 1987).

Zu den Mechanismen, welche eingesetzt werden, um die Reize einer aktuellen Situation zu verarbeiten, zählen als erstes die Sinnesorgane, wobei jedes Sinnesorgan auf eine bestimmte Reizqualität spezialisiert ist:

Das Auge hat auf seiner Netzhaut Sinneszellen, die Lichtwellen empfangen. Wir unterscheiden Hell-Dunkel-Qualitäten, Farbqualitäten, Form der Objekte, Entfernungen, Lage und Bewegung der Objekte im Raum.

Das Ohr nimmt Schallwellen auf. Wir unterscheiden Laute, Geräusche, Klänge und Töne verschiedener Lautstärke und Tonhöhe.

Im Dach der Nasenhöhle befindet sich das Riechfeld. Gasförmige und wasserlösliche Stoffe bestimmter Qualität lösen hier Duft- oder Geruchsempfindungen aus.

Auf der Zunge ist das Geschmacksorgan lokalisiert. Es ermöglicht die Wahrnehmung der vier Geschmacksqualitäten süß, sauer, salzig, bitter und deren Mischqualitäten.

Die Haut befähigt uns als Tastorgan zur Wahrnehmung der Oberflächenbeschaffenheit, Konsistenz und Temperatur von Objekten. Sie vermittelt uns außerdem Informationen über unseren eigenen Körper, indem sie Druck, Hitze / Kälte, Vibration wahrnimmt und uns Jucken, Brennen etc. der Haut und andere Parameter der Befindlichkeit wahrnehmen lässt.

Das Gleichgewichtsorgan im Innenohr ermöglicht die Wahrnehmung der Schwerkraft und der Beschleunigung, es trägt damit wesentlich zu unserer Orientierung im Raum bei.
In den Muskeln, Sehnen und Gelenkkapseln befindet sich das kinästhetische System. Es informiert uns über die Muskelspannung und die Stellung der einzelnen Glieder zueinander und die Veränderung ihrer Position im Bewegungsablauf. Die inneren Organe sind ebenfalls ein Sinnessystem, das viscerale System,

das mit vielfältigen Rezeptoren ausgestattet ist und die Wahrnehmung der organismischen Befindlichkeit (Hunger, Harn- oder Stuhldrang etc.) ermöglicht.

An manchen Stellen findet sich die Einteilung in Nah- und Fernsinne, wobei mit letzteren das visuelle und auditive System gemeint sind, zu den Nahsinnen gehören dann alle anderen. Es gibt aber auch eine weitere Form der Einteilung, gewissermaßen die von außen kommende. Hier unterscheiden wir dann Sozialwahrnehmung, Sach- oder Materialwahrnehmung, Raumwahrnehmung, Körperwahrnehmung, etc. Kriterium für die Einteilung sind dann nicht die Sinnesmodalitäten, sondern das Wahrgenommene wird in – nicht klar abgrenzbare – Dimensionen eingeteilt.

Organisationsebenen und Stufenfolgen der Wahrnehmung
Zimbardo betrachtet den Wahrnehmungsprozess als Stufenfolge aus Empfinden (Stufe I), Organisieren (Stufe II), Identifizieren und Einordnen (Stufe III), dabei geht dem Empfinden die Reizung voraus, und dem Einordnen folgen andere psychische Prozesse (Wissen, Motivation, Gedächtnis, Sprache, ...). Dieser Vorgang vollzieht sich allerdings gleichzeitig aus zwei Richtungen, vom Reiz zum Erkennen ist er datengeleitet, vom Wissen zum Empfinden ist er konzeptgeleitet. Darüber hinaus kommt es zwischen den Stufen zu ständigen Organisationsleistungen des Gehirns: „Diese Prozesse des Zusammenfügens der Sinneseindrücke zu kohärenten, zusammenhängenden Szenen werden unter dem Begriff der Organisation subsumiert".

### 3.1.2 Organisationsprinzipien der Wahrnehmung

Viele der Leistungen und Funktionen, die hier den einzelnen Sinnesorganen und der Weiterverarbeitung der Reize zugeschrieben wurden, können aber nur entstehen bzw. verstanden werden, wenn weitere Prozesse hinzutreten.

„Wahrnehmung bezeichnet den Prozess des Informationsgewinnens aus Umwelt- und Körperreizen einschließlich der damit verbundenen emotionalen Prozesse und der durch Erfahrung und Denken erfolgten Modifikationen. Ist Wahrnehmung 'Prozess des Informationsgewinnens', so stellt sie nicht nur eine passive Reizaufnahme dar, sondern ist immer auch aktiver Prozess der 'Informationssuche'."

Ob wir nun von Organisationsprinzipien, Grundphänomenen oder Gestaltprinzipien der Wahrnehmung sprechen, immer geht es darum, den Prozess des Informationsgewinnens differenziert zu beschreiben und seine Gesetzmäßigkeiten herauszuarbeiten. Diese Gesetzmäßigkeiten stehen letztlich im Dienste einer optimal angepassten Wahrnehmung an die Bedingungen, unter denen der Mensch mit der Umwelt in Beziehung tritt. Dabei zeigt sich, dass eine Anpassung an sich ständig verändernde Reizverhältnisse, wie sie für das Leben auf der Erde kennzeichnend ist, am besten durch ein produktives System gelingt, das keine einfachen Abbildungen erzeugt, sondern die Informationen konstruktiv weiterverarbeitet. Einige dieser Prinzipien sollen im Folgenden kurz dargestellt werden.

*Filterung und Selektion von Reizen*

„Der Informationsfluss aus der Umwelt, der ein menschliches Individuum erreicht, wird auf $10^9$ bits geschätzt;...nur 1/10 millionstel Teil davon wird in bewusster Perzeption erlebt.“

Unter dem Begriff Filter verstehen wir in diesem Zusammenhang alle Mechanismen, die spezifische Informationen aus dem Reizangebot selektieren. Dazu zählen u.a. die Reizschwelle, die Adaptation, die verschiedenen Arten von Hemmung und Unterdrückung ankommender Information.

Unter Selektion verstehen wir die Auswahl von Reizen aus dem Überangebot an sensorischer Information.

Beide Prozesse haben unbewusste, physiologische und psycho-physikalische Anteile, auf die wir keinen Einfluss nehmen können. Erfahrungen, Kenntnisse, aber auch emotional eingefärbte Erinnerungen sind u.a. maßgeblich daran beteiligt, was wir in einer gegebenen Situation an Informationen aufzunehmen bereit sind. Es ist uns jedoch in Grenzen möglich zu entscheiden, welchen Teil der Wahrnehmung wir aktiv auf die Umwelt bzw. unseren Körper lenken wollen. Wenn wir wollen, können wir die Aufmerksamkeit auf einen Sinnesbereich lenken und diese Aufmerksamkeit auch graduell steigern. Wir intensivieren dann das Hören, Betrachten oder Betasten und erhalten genauere Informationen (= Qualität) dieser Modalität.

Wir können aber auch ganz bewusst einen Aspekt der Umwelt ausblenden, z.B. indem wir die Augen schließen und damit den Sehsinn ausschalten. Mit diesem einfachen Verfahren vergrößern wir die wahrgenommenen Details anderer Sinne.

Indem wir die aktive Orientierung unserer Wahrnehmung auf einen bestimmten Sinnesbereich lenken, steigern wir die bewusst erlebte Perzeption in diesem Sinnesbereich so, dass dieser Bereich der Wahrnehmung Leistungen übernimmt, die sonst von anderen Modalitäten geleistet werden (Orientierung im Raum mit Hilfe des akustischen und des Tastsinnes; Ersetzen der visuellen Schrift durch die Tastschrift Braille etc.).

Im Unterricht dieses Grundlagenfaches sollten vor allem die bewusst steuerbaren Anteile der Filterung und Selektion erfahrbar gemacht werden und die resultierenden therapeutischen und pädagogischen Möglichkeiten besprochen werden. Die Prozesse, die eher dem sinnesphysiologischen Bereich zugehören, werden im Überblick dargestellt und in anderen Fächern vertieft. (Siehe auch 3.3 soziale Wahrnehmung)

*Figur-Grund-Prinzip*

„Bestimmte Elemente eines Reizmusters werden als Figuren aufgefasst, während das übrige visuelle Feld als Hintergrund interpretiert wird. Die Figuren werden dabei als vor dem Hintergrund befindlich wahrgenommen.“

Die Figur-Grund-Wahrnehmung stellt eine der elementaren Voraussetzungen und Leistungen bei der Formwahrnehmung und der Konstanzwahrnehmung von Objekten dar; außerdem steht sie in engem Zusammenhang mit Prozessen der Neugierde, der Motivation und der Konzentration.

Laut Rubin

- ist die Figur begrenzt und erscheint daher geformt
- erscheint die Figur fest und hat Gegenstandscharakter
- ist die Figur hervortretend und auffallend

Obgleich sich die meisten Forschungen auf den visuellen Apparat beziehen, gelten die „Gesetze" der Figur-Grund-Wahrnehmung auch für die anderen Sinnesbereiche: Eine Melodie erscheint als Figur vor dem Klangteppich der Harmonie, ein Soloinstrument vor dem begleitenden Tutti; wir ertasten eine Figur – z.B. ausgelegte Seile aus einem Hintergrund.
In diesen drei genannten Sinnesbereichen lassen sich Figur-Grund-Phänomene im Unterricht einfach und plausibel präsentieren und bearbeiten.

*Räumliche Wahrnehmung*
Unsere Umwelt ist dreidimensional; dass wir sie visuell als solche erleben, zählt zu den beeindruckenden Leistungen unserer Wahrnehmung. Wenn wir nämlich berücksichtigen, dass das Netzhautbild, dem wir die visuellen Informationen über unsere Umwelt entnehmen, eine rein flächenhafte zweidimensionale Projektion ist, stellt sich durchaus die Frage, welche Faktoren die visuelle Wahrnehmung von Räumlichkeit ermöglichen.
Die räumliche Wahrnehmung nur als einen Erfolg der visuellen Wahrnehmung anzusehen, stellt jedoch eine Verkürzung dar. Zu der nichtvisuellen zählt in erster Linie die kinästhetische Wahrnehmung beim Greifen nach diesem Ding oder beim Krabbeln oder Hingehen sowie okulomotorische Informationen durch Akkommodation und Konvergenz. Akustische Reize vermitteln uns ebenfalls ein Raumerlebnis.

*Wahrnehmungskonstanz*
Allgemein fasst man unter dem Begriff der Konstanzphänomene die Erscheinungen zusammen, bei denen es trotz sich verändernder Abbildungsverhältnisse auf der Retina nicht zu einem qualitativ veränderten Wahrnehmungserlebnis kommt. Für diesen optischen Bereich der Wahrnehmung sind unterschiedliche Konstanzphänomene beschrieben wie Helligkeitskonstanz, Farbkonstanz, Größenkonstanz, Formkonstanz, Objektkonstanz.

*Zusammenspiel der Sinne*
So gut wie nie wirken unsere Sinne einzeln; sie ergänzen und vermischen sich, und manchmal widersprechen sie sich auch. Eine gezielte Bewegungsausführung im Raum ist selbst in ganz einfacher Form bereits auf die Zusammenarbeit des propriozeptiven Sinnes, des Gleichgewichtssinnes und des Gesichtssinnes angewiesen (das Gehör tritt unmittelbar hinzu, ist vielleicht nicht immer essenziell).
Für die meisten zielgerichteten Bewegungen setzen wir eine funktionierende Auge-Hand-Koordination voraus, auch hier ist neben dem Zusammenspiel von motorischer Steuerung und Gesichtssinn das Zusammenspiel von Gesichtssinn und Tastsinn, Kinästhesie etc. gemeint.
Für dieses organisierte Zusammenspiel der Sinne im Dienste von (motorischem) Verhalten oder Erkenntnisgewinn ist ein komplexer neurologischer Prozess verantwortlich, über den J. Ayres sagt:

„Unter sensorischer Integration versteht man jenen neurologischen Prozess, bei dem vom eigenen Körper und der Umwelt ausgehende Sinneseindrücke geordnet werden, und der es dem Menschen ermöglicht, seinen Körper innerhalb der Umwelt sinnvoll einzusetzen. [...] Das Gehirn hat die Aufgabe, Informationen zu integrieren".

### 3.1.3 Die Entwicklung der Wahrnehmung

Amodale Wahrnehmung
In seinem Buch „Die Lebenserfahrung des Säuglings" geht STERN der Frage nach: „Wie erleben Säuglinge ihre Welt, und wie erleben sie sich selbst darin?" Aufgrund verschiedener Untersuchungen postuliert Stern eine amodale Wahrnehmung(sleistung) des Säuglings. Die beobachteten Leistungen lassen sich anhand der Modelle von Piaget oder lerntheoretischer Ansätze nicht erklären.

„Säuglinge scheinen also dank einer angeborenen, generellen Fähigkeit, die man als amodale Wahrnehmung bezeichnen kann, die in einer bestimmten Sinnesmodalität aufgenommene Information irgendwie in eine andere Sinnesmodalität übersetzen zu können."

In seiner phänomenologischen Betrachtung schildert auch SEEWALD solche Wahrnehmungsqualitäten, die jenseits einer Zuordnung zu einzelnen Modalitäten liegen „... das lustvolle Saugen beim Stillen [wird] vom Säugling als bedeutungsvolle Gesamtsituation erlebt, wobei alle beteiligten Sinneseindrücke verschmolzen werden." Es wird hier nicht danach gefragt, wie eine solche Verbindung neurophysiologisch zu erklären sei, die Metapher vom Verschmelzen der Sinneseindrücke zu einem Ganzen soll veranschaulichen, nicht erklären.

*Modale Wahrnehmung*
Im Gegensatz zu Stern postuliert AFFOLTER aufgrund ihrer Entwicklungsuntersuchungen als erste Stufe der Wahrnehmungsentwicklung eine modalitätsspezifische Stufe. Die Aufteilung der Wahrnehmung in verschiedene Modalitäten (Gibson: Wahrnehmungssysteme, Oerter: Kodierungssysteme) ist unbestritten. Hier soll es vor allem um die Frage gehen, welche Sinne wann wie weit entwickelt sind, wann wir also bestimmte Leistungen innerhalb einer Sinnesmodalität erwarten können.
Bestimmte Wahrnehmungen sind bereits während der uterinen Entwicklung feststellbar (Seewald).
Neugeborene reagieren gestuft auf unterschiedlich starke Geruchsintensitäten, und sie machen in den ersten zwei Lebenswochen eine rasche Entwicklung der Geschmackswahrnehmung durch.
Psycho-physiologische Elementarleistungen der Helligkeitswahrnehmung sind sehr früh ausgebildet. Das Neugeborene reagiert reflektorisch auf Lichtblitze.
Bunte Farben können ebenfalls von Geburt an unterschieden werden.
Größenkonstanz kann – stark versuchsmaterialabhängig – vom Ende des ersten Lebensjahrs an nachgewiesen werden.

Lautstärken können, sobald die Ohren frei von Fruchtwasser sind, wahrgenommen werden, auch die Unterscheidung von Tonhöhen ist bereits in den ersten Lebenstagen möglich.
Auditive Konstanz in der Wahrnehmung von Phänomenen ist für Sprachentwicklung und Sprachverständnis einsichtigerweise von großer Bedeutung.

Bei OERTER finden wir eine qualitative Betrachtung der Wahrnehmungsentwicklung, die weniger dezidiert Lebensalterangaben mit korrespondierenden Wahrnehmungsleistungen in Verbindung bringt. Oerter befasst sich vielmehr damit, wie Wahrnehmung und Kodierung zusammenhängen und wie sie sich entwickeln. „Das Kind erkennt Gesichter, Tiere, Spielsachen, kurzum alles, was in seiner Lebenswelt existiert, so dass sich für den Beobachter hinsichtlich der Wahrnehmungsleistung ein vollentwickelter Status zeigt."

*Intermodale Wahrnehmung und Seriation*
Nach Affolter folgt im Alter von ca. 6 Monaten die Stufe, in der Sinneseindrücke der verschiedenen Modalitäten koordiniert und integriert werden. Tastgegenstand sowie gesehene und gehörte Eigenschaften des Gegenstandes werden zu einer Wahrnehmung eines Objektes zusammengeführt.

Der Begriff intermodale Wahrnehmung dient aber nicht nur der Kennzeichnung der zweiten Stufe in der Theorie nach Affolter, sondern wird für alle Erscheinungen benutzt, in denen Wahrnehmungen nicht mehr bestimmten Stimulusklassen zuzuordnen sind, z.B. Fälle der Repräsentanz eines physikalischen Reizes in mehr als einer Erlebnismodalität gleichzeitig (Synästhesien: Wir bezeichnen rot als warme Farbe und blau als kalte Farbe) (vgl. Remschmidt).

Nach Oerter besteht ein Entwicklungstrend offenkundig darin, dass verschiedene Kodierungssysteme (= Modalitäten) mit zunehmendem Alter besser koordiniert sind.

Gerade die Repräsentanz mehrerer physikalischer Reize in einem phänomenalen Merkmal ist in unserer Umwelt die Regel und nicht die Ausnahme, und hierauf muss sich die Wahrnehmungsorganisation einstellen, will sie eine optimale Anpassung an die gegebene Umwelt erreichen. Die Messung des jeweiligen Entwicklungsstandes der einzelnen Modalitäten ist sicherlich wichtig, aber die Leistungen der Wahrnehmung erschließen sich erst bei intermodaler Betrachtung. Koordinierte Handlungsleistungen schließlich sind ohne die serielle Kodierung undenkbar. Handlungen können als Manifestierung von Denkleistung, motorischen und sensorischen Leistungen auf einer Zeitachse interpretiert werden.

„Seriale Leistungen sind dann vorhanden, wenn das Kind die Einzelwahrnehmungen nun auch zeitlich und räumlich einordnen kann. Diese Fähigkeit zeigt sich vor allem in der Nachahmung und in der Reproduktion."
In Anlehnung an diese nur kurz skizzierten Phasen der Wahrnehmungsentwicklung sind von Affolter die korrespondierenden (Handlungs)Leistungen der Kinder ebenfalls in einer Stufung beschrieben worden.

Da sie unseren Schülern in dieser Darstellung u.a. in den ergotherapeutischen Behandlungsverfahren wieder begegnen werden, sollte im Rahmen dieses Grundlagenfaches dieses Konzept kurz vorgestellt werden, auch wenn nach Auffassung einzelner Autoren „die Beschreibung der Entwicklungsabfolge der Wahrnehmung in modale, intermodale und serielle Leistungen aus entwicklungspsychologischer Sicht so nicht mehr haltbar ist".

## 3.2 Verständnis von Körperwahrnehmung

Unter Körperwahrnehmung verstehen wir alle Aspekte der Wahrnehmung, die sich auf den eigenen Körper richten. Sie beinhaltet sämtliche Rückmeldungen unserer Bewegung im Umgang mit Objekten, Materialien und Aufgaben, das subjektive Empfinden unseres eigenen Körpers in unterschiedlichen Situationen sowie die „objektive" Kenntnis des eigenen Körpers, seiner Teile und deren Funktionen und schließlich den sozialen Aspekt der Körperwahrnehmung: das Erleben des eigenen Körpers „im Spiegel der anderen".

Die vielfältigen unterschiedlichen Definitionen von Körperwahrnehmung, Körpererfahrung, Körper-Selbst, Körper-Konzept, Körperschema etc. und die jeweiligen korrespondierenden Theorien und Modelle können an dieser Stelle nicht alle aufgegriffen werden (vgl.3.2.2). Folgt man der Ansicht, dass das Selbstkonzept alle gespeicherten Informationen über die eigene Person umfasst, wird der enorme Stellenwert der Körperwahrnehmung für die Persönlichkeitsentwicklung deutlich.

„Aus entwicklungspsychologischer Sicht wird die Bedeutung der Körperwahrnehmung für die Identitätsentwicklung in der frühen Kindheit hervorgehoben: Körperliche Empfindungen wie Gleichgewicht, Spannung der Muskulatur, Temperatur, Vibration, Hautempfindungen, Rhythmus bilden in den ersten Lebensmonaten die Grundlage der Kommunikation zwischen Mutter und Kind. Durch sie erfährt das Kind sich selbst in Abgrenzung von der Umwelt, sie bilden damit die Basis unseres Selbstgefühls."

Die Bedeutung des Körper-Selbst für das Selbstbild bleibt jedoch ein Leben lang erhalten. „Neben der an Normen orientierten Einschätzung des körperlichen Aussehens und der körperlichen Leistungsfähigkeit ermöglicht das Wahrnehmen und Erleben des Körpers den Zugang zur eigenen Subjektivität. Das 'Körper-Sein' als Art des 'Im-Körper-zu-Hause-Seins' kann damit konstitutiv für den Umgang mit sich selbst sein."

Die Körperwahrnehmung geschieht mit allen oben genannten Sinnessystemen, wobei einzelne Bereiche in den Vordergrund treten können: Das propriozeptive System informiert uns über die Lage im Raum – in Ruhe, aber auch während der Bewegung; das vestibuläre System ist unverzichtbarer Bestandteil bei jeder koordinierten Ganzkörperbewegung, aber auch beim Schreiben oder anderen feinmotorischen Tätigkeiten; das visuelle sowie das akustische System übernehmen wichtige Steuerungsanteile bei der Orientierung im Raum, haptische und andere taktile Informationen sind ebenfalls an der Bewegungssteuerung beteiligt.

Die Bewegung des Körpers stellt – zählt sie auch nicht zu unseren fünf Sinnen – doch unser Maß für Dinge und Raum dar. Gehen, Laufen, Springen, Stehen, Sitzen, Liegen erlauben die Einschätzung von Größen und die Erkundung des Raums und der unmittelbaren dinglichen Umgebung (der Stuhl, auf dem ich sitze; die Wand, an die ich mich anlehne; der Griff, an dem ich mich fest halte ...). Sich Nähern, sich Entfernen, Hinauf- und Hinabsteigen sind Tätigkeiten, mit denen wir den Raum erkunden und unsere Umgebung kennen lernen.

### 3.2.1 Bewegungsmerkmale und Bewegungsfähigkeit

*Alltagsbewegungen, Sport und Spiel*
Zur Eigenwahrnehmung als Körperwahrnehmung zählen somit das bewusste Erschließen unterschiedlicher Bewegungsfähigkeiten (gehen, laufen, greifen, schieben, aufstehen und hinsetzen, sich wälzen, springen, schleichen, ...) und das Wahrnehmen unterschiedlicher Merkmale bzw. Qualitäten dieser Bewegung (rhythmisch, eckig, harmonisch, koordiniert, langsam, schnell ...) in zahlreichen Situationen.

*Dimensionen des Bewegungsantriebs*
„Rudolf von Laban (...) war der Auffassung, dass die grundlegenden Techniken der Körperbewegung und ein zusätzliches Bewegungsrepertoire erlernt werden müssen, aber nur, um der Persönlichkeit mehr Kraft und Ausdrucksfähigkeit zu verleihen." Laban hat den Bewegungsantrieb (effort) in einem Vier-Dimensionen-Konzept beschrieben, demnach lassen sich alle Bewegungen als Ausprägung in folgenden Dimensionen beschreiben: Raum, Zeit, Schwerkraft und Fluss.

*Gezielte Bewegungserziehung*
Marianne Frostig greift u.a. Labans Ideen in ihrem Programm zur Bewegungserziehung auf, das als Grundlage für die „Entwicklung der sensomotorischen Fähigkeiten und für die Förderung eines gesunden Selbstvertrauens" dient. Folgende Merkmale der Bewegung werden erläutert: Kräftigung, Beweglichkeit, Gelenkigkeit, Gleichgewicht, Koordination, Körperbewusstwerdung und Kreative Bewegung.

### 3.2.2 Körperbewusstsein

M. Frostig stellt ein Modell auf, in dem sie mehrere Theorien verbindet. Sie unterteilt Körperbewusstsein in folgende drei Begriffe: Körperschema, Körperimago, Körperbild.

*Körperschema*
Wir verstehen unter Körperschema das Gesamt aller bewussten und unbewussten Steuerungssysteme der Bewegung und die Rückmeldungen über die Lage und Stellung des Körpers und seiner Teile im Raum. „Das Körperschema meint die neu-

rologische Repräsentation des Körpers und seiner Glieder im ZNS." Im Sinne eines Piaget'schen Schemabegriffes ist dieses Konstrukt nicht eine definierte Größe, die ein für allemal besteht, sondern eine sich stetig verändernde Sammlung von Daten, die den Prozessen der Assimilation und Akkommodation unterliegt. Das Körperschema ist in der Gegenwart aktiv und beinhaltet die Summe aller bisher erworbenen und integrierten Bewegungserfahrungen.

*Körperimago oder Körperbild*

„Das Körperimago drückt den Empfindungsaspekt des Körpers aus samt allen Empfindungen, die auf den Körper selbst bezogen sind." Das Körperimago ist also so etwas wie das innere Erscheinungsbild des eigenen Körpers – es speist sich aus Bewegungserfahrungen, momentanen Wahrnehmungseinflüssen, Fantasien und Vorstellungen vom eigenen Körper. Im Körperimago spiegelt sich die emotionale Färbung der jeweiligen Situation wider.

Die scheinbar grenzenlose Ausdehnung des eigenen Körpers kurz vor dem Einschlafen oder in Entspannungssituationen, das Hervortreten bestimmter Körperareale nach punktueller Beanspruchung, das Empfinden des eigenen Körpers als zu dick, zu dünn oder unbeweglich stellen den fließenden Übergang vom Körperimago zum Körperbegriff dar.

*Körperbegriff*

Der Körperbegriff ist das kognitive Wissen über den Körper und seine Teile. Der Körperbegriff hat seine individuellen Ursprünge sicherlich in der vorsprachlichen Phase der sensomotorischen Intelligenzentwicklung, er wird dann durch Sprache und Lernprozesse ausgeformt und ist in seinen Idealtypen kulturell geprägt.

Sobald wir die reine Empfindungsebene verlassen und unsere Wahrnehmungen sprachlich oder in Bildern ausdrücken, vergleichen wir unser Körperimago mit einem Körperbegriff, diesen individuell erworbenen und gesellschaftlich geprägten Vorstellungen von einem Körper, wie er ist und wie er zu sein hat. Hier zeigen sich vielfältige Formen der diagnostischen und therapeutischen Anwendungsbezüge. Sei es die Kinderzeichnung, die auf Unterschiede im Körperimago und Körperbild verweist und uns so Ansätze für die therapeutische Intervention liefert, oder die völlige Diskrepanz zwischen dem Erscheinungsbild einer anorektischen Klientin und ihrem subjektiven Körperimago.

Von anderen Autoren werden die Begriffe z.T. mit anderem Bedeutungsgehalt benutzt (vgl. Ayres, Miessler, Frostig). Obwohl wir noch keine einheitliche fachliche Übereinkunft bezüglich der Begriffe haben, lässt sich das Thema anhand der Definitionen von Frostig problematisieren und in Eigenerfahrung (Selbstwahrnehmung!) erlebbar machen.

Der zunächst pädagogisch orientierte Ansatz von M. Frostig ist integraler Bestandteil in der (ergotherapeutischen) Behandlung perzeptionsgestörter Kinder geworden. Neben diesem Ansatz gibt es ein breites Spektrum bewegungsorientierter Verfahren, von denen wir einige zur exemplarischen Einführung und Durchführung in Selbstwahrnehmung vorschlagen.

### 3.2.3 Körperorientierte therapeutische Verfahren

„Wenn es um die Auseinandersetzung mit dem Bewegungsbegriff in der therapeutischen Anwendungspraxis geht, ist es sinnvoll ... nicht die physikalische Definition von Bewegung als 'Ortsveränderung in der Zeit' heranzuziehen sondern den Begriff der Bewegungshandlung, für den Bedeutung und Sinn sowie Situationsbezug charakterisierend sind. Bewegungshandlungen drücken – den Ausführenden bewusst oder unbewusst – bestimmte Ziele und Problemlagen, bestimmte Arten und Weisen der 'Begegnung mit der Welt' aus, die ... für den Prozess der Heilung und Gesundung nutzbar gemacht werden sollen."

Keiner der im Lehrplan genannten Methoden oder Verfahren (Feldenkraismethode, Psychomotorik, Konzentrative Bewegungstherapie, Entspannungstechniken) können wir im Rahmen dieser Sachanalyse durch eine Kurzdarstellung gerecht werden.

Alle Methoden lassen sich mit einem jeweils anderen Schwerpunkt in den oben genannten Prozess der Heilung und Gesundung einflechten:

*Feldenkrais*
In dem Ansatz „Bewusstheit durch Bewegung" stellt Feldenkrais dar, wie mit dem Durchführen, Nachspüren und gedanklichen Durchdringen noch so kleiner Bewegungen eine Verbesserung der Ausführung im Sinne einer selbstgefundenen Optimierung der Bewegung eine Erhöhung von Fähigkeit stattfinden kann. „Nur das, was einer leicht und gerne tut, wird ihm zur Gewohnheit werden und jederzeit zu Diensten sein." Gerade im Hinblick auf ein Erlebbarmachen dessen, was wir Körperimago nennen, sind Feldenkraisübungen eine wahre Fundgrube. Einfache verbale Anweisungen werden in Bewegung umgesetzt, und der Ausführende ist angehalten, den Bewegungen mit dem „inneren Auge" (Propriozeption, Kinästhesie, taktiles System) nachzuspüren. Darüber hinaus wird aber auch erfahrbar, wie „eingefahren" unser Körperschema auf immer gleichen Bahnen unsere Bewegungen steuert. Es geht in den Übungen auch darum, diese Gewohnheiten bewusst zu machen und wo es notwendig erscheint, zu neuen Bewegungsmöglichkeiten zu finden.

*Konzentrative Bewegungs-Therapie (KBT)*
Die KBT versucht, beim Klienten über die Erfahrung von Körper, Raum und Gegenständen einen Wandel in seiner Persönlichkeit zu erzielen. Die Einheit von Wahrnehmung und Bewegung ist die Basis für die Wechselwirkung zwischen der inneren Welt unserer Gedanken und Gefühle und der äußeren Welt des täglichen Handelns. Gräff bezieht sich auf das Gestaltkreismodell von v. Weizsäcker und betont die individuelle Ausprägung und Ausgestaltung der Therapie durch den jeweiligen Anwender. „Das Konzept ... lässt ein Handeln auf Probe zu. KBT ist immer wieder anders, wenn ihr der Spielraum eingeräumt wird, die eine kreative Methode lebendig macht."

*Psychomotorik*
Der Körper und seine Bedeutung für die Entfaltung des Menschen ist Ausgangspunkt und Gegenstand psychomotorischer Betrachtung. Die derzeitig praktizierte Psycho-

motorik speist sich aus unterschiedlichen Quellen (Sport, Tanztherapie, Rhythmik, Meditative Elemente, Entspannungsverfahren, Bewegungsprogramme, Spiel- und Erlebnispädagogik, ...) und ist eng mit dem Wirken einzelner Persönlichkeiten verbunden, im deutschen Sprachraum u.a. mit dem Namen Kiphardt, im französischen mit Aucouturier.
Psychomotorik und Motopädagogik sind ganzheitliche Konzepte zur Entwicklungsförderung und zur speziellen, vor allem gruppenorientierten Intervention im Besonderen bei Kindern und Jugendlichen von ca. 3 bis 12 Jahren. Über das Medium Bewegung in kreativen und fantasiegeleiteten Handlungsplanungen wird ein Selbstkonzept erarbeitet, das persönlichkeitsbildend und verhaltensstabilisierend wirken soll.

Die Psychomotorik kann – ebenso wie die anderen genannten Verfahren – in diesem Fach nur angerissen werden. Koltzsch (1993) stellt begründet dar, wie mögliche Inhalte, die z.T. auch die o.g. Verfahren einschließen, für den Unterricht ausgewählt werden können.

## 3.3 Soziale Wahrnehmung

### 3.3.1 Grundlagen

Unter sozialer Wahrnehmung versteht die Psychologie die Identifizierung und Verarbeitung von Informationen aus der sozialen Umwelt. Soweit es sich um Informationen über Personen handelt, spricht man von Personenwahrnehmung.

Während die Wahrnehmung von Objekten der physikalischen Welt in erster Linie auf unmittelbar beobachtbaren Merkmalen beruht, kommt es bei der sozialen Wahrnehmung oft auf Phänomene an, die der Beobachtung nicht unmittelbar zugänglich sind. Objekte können wir noch einigermaßen objektiv beschreiben nach Farbe, Form, Konsistenz u.Ä. Bei der sozialen Wahrnehmung deuten wir die Situation oder das Verhalten von Personen mittelbar anhand von z.B. Mimik, Gestik, Tonfall, Aussehen auf dem Hintergrund subjektiver Vorerfahrungen und Wertehaltungen. (vgl. Forgas, 1987)
Diese Deutungsvorgänge haben ihre Grundlage in bestimmten Mustern, mit denen wir soziale Situationen aufnehmen. Die beiden Grundmuster sind:

- Selektion und
- Inferenz

Unter Selektion verstehen wir die Tendenz des Menschen, aus der Umwelt nur das wahrzunehmen, was für ihn von wesentlicher Bedeutung ist (siehe auch 3.1). Dieser Vorgang gestattet es dem Individuum, zu einer effektiven Reduktion der gegebenen Reize zu kommen und sich vor einem Überfluss an Wahrnehmungsinhalten zu schützen. In der sozialen Wahrnehmung kann diese Selektion auch ein Schutz vor Inhalten sein, welche die Psyche bedrohen.
Bei der Selektion spielen die individuellen Erwartungen und die individuelle Wahrnehmungsbereitschaft eines Menschen eine große Rolle (was jemand sehen will, sieht er meist auch).

Es kann zu einer Wahrnehmungshemmung kommen, wenn
- überhaupt keine Erwartungen hinsichtlich eines spezifischen Reizes vorliegen,
- deutlich andere Erwartungen an den spezifischen Reiz herangetragen werden,
- der Reiz so bedrohlich oder unangenehm ist, dass er Angst auslöst.

Unter Inferenz versteht man die Tendenz des Individuums, nach Ursachen und Ordnungskategorien für beobachtete Ereignisse zu suchen. Auf der Grundlage bisheriger Erfahrungen oder in Orientierung an Urteilen und Einschätzungen anderer werden Klassifizierungen vorgenommen (Kästchen gemacht) oder kausale Schlussfolgerungen gezogen.
Das typische Vorgehen ist dabei:
- reduktiv = Einzelerkenntnisse werden auf grundlegende Prinzipien zurückgeführt
- induktiv = es wird vom Besonderen auf das Allgemeine geschlossen
- deduktiv = es wird vom Allgemeinen auf das Besondere geschlossen

Je weniger Informationen wir haben, umso mehr versuchen wir, uns die Ursachen, Kategorien u.s.w. über Annahmen zu erklären oder herzustellen.
Annahmen ermöglichen es uns, „Lücken" unseres Wissens über Personen und Situationen schnell zu schließen. Das erspart unserer Wahrnehmung Zeit, gewährt uns Sicherheit und ermöglicht es, uns in der Regel situationsangemessen zu verhalten, kann aber auch zu fehlerhaften Annahmen führen.

### 3.3.2 Personenwahrnehmung

Personenwahrnehmung ist das Bild, das man sich von seinem Gegenüber macht. Sie ist eng damit verknüpft, welches Bild man von sich selbst hat. Sie beinhaltet immer auch Beurteilung. Die meisten unserer Urteile über Menschen gelten Merkmalen, die sich nicht unmittelbar beobachten lassen. Wir schließen von äußeren Merkmalen – auf der Grundlage unserer persönlichen, individuellen, kulturellen und gesellschaftlichen Erfahrung – auf die Persönlichkeitsmerkmale anderer.
Diese Erfahrungsbereiche prägen
- spezifische Erwartungen und Einstellungen (einschließlich einer impliziten Persönlichkeitstheorie)
- bestimmte Bewertungsmuster (Konstrukte und Attributionen)
- Bedürfnisse und Gefühle
- Motive und Motivationen

Auf dieser Grundlage erfolgt in der Personenwahrnehmung Selektion, Inferenz und Urteil.

Unsere angesammelten Erfahrungen, Erlebnisse, Hypothesen u.s.w. nehmen im Laufe unserer Entwicklung die Gestalt einer impliziten Persönlichkeitstheorie an. Sie sind die Summe aller akkumulierten und abstrahierten Erfahrungen und Hypothesen darüber, wie Eigenschaften und Persönlichkeitszüge von Personen untereinander organisiert sind (z.B. Männer mit Hut fahren schlecht Auto). Aus dieser impliziten Theorie entstehen Erwartungen (vor mir fährt ein Mann mit Hut, ich erwarte nichts

Gutes). Wir systematisieren diese Erwartungen, indem wir uns kognitive Konstrukte schaffen, d.h. bestimmte Wahrnehmungsmuster (ich achte auf Fahrfehler), wie wir die Welt wahrnehmen. Haben wir ein solches System aufgebaut, suchen wir danach, dieses System auch immer wieder bestätigt zu finden. (Jetzt fährt der Fahrer etwas langsam. Ist ja klar, er trägt einen Hut).
Jeder Mensch hat seine eigene individuelle implizite Persönlichkeitstheorie, mit deren Hilfe er seine Wahrnehmung strukturiert. In der Regel sind implizite Persönlichkeitstheorien nicht so einfach strukturiert wie dieses Beispiel, sondern sehr komplexer Natur.

Neben dem Phänomen der impliziten Persönlichkeitstheorie gibt es in der Personenwahrnehmung das Phänomen der Typisierung. Solche Typisierungen fassen bestimmte Persönlichkeitsmerkmale zu vertrauten „Typen“ zusammen, denen sich Menschen zuordnen lassen, auch wenn man sie nicht kennt. Der Mensch steht dann als Prototyp für eine bestimmte Gruppe. Prototypen sind mentale Schemata von Menschentypen, die uns aus unserer sozialen Umgebung vertraut sind, sie verfügen sozusagen über typische, teils auch herausragende Merkmale, die eine Eingruppierung ermöglichen. (Der Penner, der Extrovertierte, die Hausfrauen u.s.w.) Indem wir Menschen in Typen einteilen, systematisieren wir unser Wissen über unsere Mitmenschen und erleichtern uns die Personenwahrnehmung durch Generalisierung. Annahmen, implizite Persönlichkeitstheorien, Typisierung und andere Klassifikationsstrategien sind notwendig, damit wir Situationen und Personen schnell wahrnehmen können und für uns selbst Orientierung und Sicherheit schaffen. Sie bergen aber die Gefahr, dass sie unsere Wahrnehmung beeinträchtigen und verfälschen, wenn sie erstarren und einer Reflexion nicht mehr zugänglich sind.

### 3.3.2.1 Wahrnehmung nonverbaler Signale

Die äußeren Merkmale, an denen wir uns orientieren, sind in erster Linie nonverbaler Natur. Sprachliche Äußerungen unseres Gegenübers machen nur einen geringen Teil unseres Eindrucks aus. Auch in der Sprache liegen nonverbale Botschaften verborgen, die wir wahrnehmen und interpretieren.

Welche äußeren Merkmale spielen hauptsächlich eine Rolle?
Gesicht > Ausdruck, Blickkontakt, Mimik
Körper > Haltung, Dynamik, Gestik
Erscheinungsbild > Kleidung, Frisur
Raum > Distanzen, räumliche Beziehung, Körperkontakt
Sprache > Parasprachliche Botschaften

Nonverbale Verhaltensweisen werden zur Regulierung, Überwachung und Unterstützung von sozialen Situationen benutzt, ohne dass Sprache nötig ist. (In einem Gespräch z.B. wird ohne Worte deutlich, wer reden will, wem etwas auf der Zunge liegt und sich deshalb als nächster einbringen will, wann jemand seinen Beitrag be-

endet hat usw.) Nonverbale Botschaften werden meist über mehrere Kanäle versandt und empfangen (Blick / Haltung / Gestik etc.). Wir können nonverbale Botschaften schnell als Sprache verstehen und deuten.
Die Reaktion auf nonverbale Botschaften ist häufig nicht von einer vorangehenden, bewussten Analyse dessen gesteuert, was wir wahrgenommen haben. Wenn zwischen einer verbalen und einer nonverbalen Botschaft eine Inkongruenz besteht, glauben wir eher der nonverbalen Botschaft.
Nonverbale Botschaften sind in sehr starkem Maße kulturabhängig. In sozialen Gruppen einer Gesellschaft existieren spezifische Kodes des nonverbalen Ausdrucks, die nur in diesen Gruppen richtig verstanden werden.

Im Weiteren sollen die einzelnen Körperbereiche, die bei der nonverbalen Kommunikation eine Rollen spielen, etwas näher betrachtet werden:

*Gesichtsbereich*
Der Ausdruck eines Gesichtes lässt uns relativ schnell erkennen, ob eine Person interessiert, gelangweilt, verschlossen, erstarrt, fröhlich, traurig oder dergleichen ist. In der differenzierten Mimik des Gesichtes spiegeln sich viele unserer Gefühle wider. Außerdem ist das Gesicht ein wichtiger Parameter für das, was wir attraktiv finden. Was uns attraktiv erscheint, ist nicht nur kulturabhängig, sondern unterliegt den gerade herrschenden gesellschaftlichen und modischen Einflüssen.

*Körpersprache*
Die Körpersprache ist ein komplexes Kommunikationssystem, das durchaus mit der Vielfältigkeit der verbalen Sprache vergleichbar ist. Wie diese, besteht sie aus grundlegenden Einheiten oder Mustern, die nach bestimmten Regeln oder einer „Grammatik" zu Äußerungen kombiniert wird.
Körpersprache ist auch geschlechtsabhängig. Das Bewegungsrepertoire von Männern und Frauen ist unterschiedlich.
Mit der Haltung und der Dynamik unseres Körpers drückt sich am stärksten unser eigenes Selbstkonzept, unsere Befindlichkeit und unsere Beziehung zu anderen aus. Gesten sind eine spezielle Kategorie von Körperbewegungen. Auch sie sind in starkem Maße erlernt. Mitunter ist eine bestimmte Gestik auch innerhalb einer nationalen Gruppe als typisch anzusehen. Gesten haben verschiedene Funktionen:
Sie ersetzen Worte in eine Form der Zeichensprache = Symbolik
Sie erläutern und unterstreichen das gesprochene Wort = Erläuterung
Sie werden als Signale in sozialen Situationen eingesetzt = Regelung
Sie werden als Ersatzhandlungen in emotionalen Situationen benutzt = Adaptation
Sie werden zum Darstellen emotionaler Zustände benutzt = Ausdruck

*Körperraum*
Ein universelles, nonverbales Signal in der Kommunikation ist der Umgang mit Raum und Territorium. Bestimmte Distanzen regeln, wie nah jemand in einen persönlichen Raum eindringen darf. Man unterteilt diese Distanzen in mehrere Zonen. Hull (1966) unterteilt in Intimzone, persönliche Zone, sozial-konsultative und öffentliche Zone. Der Übergang von einer Distanzzone in die andere bleibt nicht ohne Auswirkung auf das

Verhalten der jeweils Beteiligten. So haben wir zum Beispiel aus der öffentlichen Zone heraus keine Hemmungen einen Fremden zu betrachten, dies ändert sich jedoch, wenn wir in die persönliche Zonen desjenigen geraten. Neben den Distanzzonen regulieren Menschen ihr Verhalten im Raum je nach sozialer Situation. So werden z.B. bestimmte Sitzmuster bevorzugt.
Innerhalb verschiedener Kulturen und kulturellen Gruppen gibt es Unterschiede im Raumverhalten, die, wenn sie nicht bekannt sind, leicht zu Missverständnissen der Interaktionspartner führen können. Da Ergotherapeuten mit Menschen aus unterschiedlichen Kulturen arbeiten, ist es wichtig, dass sie sich über die Gebräuche anderer Kulturen informieren, soweit es ihre Klienten betrifft.

Abgesehen von den dynamischen Aspekten – also veränderbaren Dimensionen von Raum und Distanz – gibt es auch einen territorialen Aspekt. Menschen neigen dazu, ihre Umgebungen im Sinne territorialer Ansprüche zu strukturieren. Häufig wird ein primärer Raum (z.B. die eigene Wohnung), ein sekundärer (z.B. der eigene Arbeitsplatz oder ein Aufenthaltsort auf Zeit) und ein öffentlicher Raum signalisiert. Sichtbar wird ein solches Territorialverhalten an vielen Stellen, z.B. stellen viele Menschen in der U-Bahn eine Tasche neben sich auf den Sitz, legen in Badeanstalten mehrere Handtücher und Taschen aus, um ihren Bereich zu markieren, oder grenzen sich auf Arbeitsplätzen ab, indem sie Materialien in einem bestimmten Umkreis verteilen. Diese befristeten Territorien werden durch die Gegenstände sozusagen symbolisch als Eigentum markiert. Übergriffe in primäre und sekundäre Territorien werden von Menschen in der Regel als unangenehm und oft auch als unangemessen empfunden. Das Verstehen eines solchen Verhaltens ist für Ergotherapeuten vor allem wichtig, wenn sie mit Gruppen arbeiten.

*Berührungen*
Berührungen gehören zu den wesentlichsten nonverbalen Signalen; die Toleranzschwelle für Berührungen ist kulturell geprägt. In unserer Kultur signalisiert eine leichte Berührung gewöhnlich Interesse, eine lange Berührung Intimität. Man hat nachgewiesen, dass leichte Berührungen die Einstellung des Berührten positiv, zu häufige und zu starke Berührungen aber negativ beeinflussen, wenn sie nicht den tatsächlichen Intimitätsgrad treffen.
Ihre Klienten zu berühren, ist für Ergotherapeuten an der Tagesordnung. Dabei verhalten sie sich in der Regel intuitiv, entsprechend ihren kulturellen Gewohnheiten und den in der Kindheit erworbenen Mustern. In vielen Situationen kann es aber für die Beziehung wichtig sein, das eigene Berührungsverhalten zu reflektieren und die Botschaften, die damit übermittelt werden, zu erkennen.

*Parasprachliche Botschaften*
Eine weitere Wirkung der nonverbalen Kommunikation geht von parasprachlichen Botschaften aus. Unabhängig von den geäußerten Worten spielen eine Reihe von nichtsprachlichen Dimensionen eine Rolle in der Kommunikation, wie zum Beispiel Tonhöhe, Sprachrhythmus, Lautstärke, Tempo, Modulation usw.
Über parasprachliche Botschaften werden in erster Linie Gefühle kommuniziert. Das bewusste Wahrnehmen und Einsetzen solcher parasprachlichen Botschaften gehört zur Ergotherapie.

### 3.3.2.2 Selbstbild, Selbstkonzept und Selbstwahrnehmung

Die Fähigkeit, sich selbst wahrzunehmen, über eine realistische Selbsteinschätzung und ein relativ stabiles Selbstkonzept zu verfügen, ist Teil der notwendigen Personal- und Sozialkompetenz eines Menschen.

Das Selbst ist dadurch charakterisiert, dass es gleichzeitig einzigartig und dennoch sozial eingebunden ist. Ohne soziale Interaktion ist es dem Menschen nicht möglich, eine Vorstellung von sich selbst als einmaliges Individuum zu erwerben. Das Selbst ist nach Mead (1934) seinem Wesen nach eine soziale Struktur und bildet sich durch soziale Erfahrungen. Selbsteinschätzung ist dementsprechend in hohem Maße ebenfalls ein Produkt sozialer Erfahrungen. Die Qualität des Selbstbildes ist also weitgehend davon mitbestimmt, wie der Mensch von anderen gesehen wird und inwieweit er in der Lage ist wahrzunehmen, worin er sich von anderen unterscheidet und abgrenzt. Menschen neigen dazu, nach außen ein anderes Bild zu entwerfen, als es dem wahren Ich entspricht.
Vor diesem Hintergrund wird deutlich, dass ein Unterricht, der Selbstwahrnehmung fördern soll und der erreichen will, dass das eigene Selbstkonzept deutlicher wahrgenommen wird, kaum nur theoretischer Art sein kann, sondern durch geeignete Übungen erfahren und reflektiert werden muss.

### 3.3.2.3 Probleme der Personenwahrnehmung

Die Begegnung mit Personen und die damit verbundene Wahrnehmung ist immer auch ein Beurteilungs- oder Bewertungsprozess. Wer professionell mit Menschen umgehen muss – besonders in helfenden Berufen – an den besteht die Anforderung, in der Begegnung mit Personen reflektiert zu handeln. Das heißt auch, Beobachtungsfehler zu kennen und seine Wahrnehmung immer wieder hinsichtlich dieser Fehler, die nie völlig zu vermeiden sind, zu überprüfen.
Typische Beobachtungs- und Beurteilungsfehler sind vielfältig in der Literatur beschrieben.

## Literaturangaben


AG ET-Schulen. Psychosoziale Behandlungsverfahren. Schulz-Kirchner Verlag. Idstein 1994

Augustin, A.: Beschäftigungstherapie bei Wahrnehmungsstörungen. Schulz-Kirchner Verlag. Idstein 1994

Ayres (1989) in: Fisher, A.G. / Murray, E. A./ Bundy, A.C.: Sensorische Integrationstherapie. Theorie und Praxis. Springer Verlag 1998

Dorsch: Psychologisches Wörterbuch, 1987; zitiert nach Doering, W. und Doering, W., Dose, G., Stadelmann, M. (Hrsg): Sinne im Dialog. Borgmann Verlag. Dortmund 1996

Fischer, E.: Wahrnehmungsförderung. Handeln und sinnliche Erkenntnis bei Kindern und Jugendlichen. Borgmann Verlag. Dortmund 1998

Frostig, M.; Maslow, PH.: Bewegen Lernen Wachsen Bewegungserziehung. Schrödel Verlag. Hannover 1979

Hunan B. Ishaq: Erörterung über das Sehen. in: Konsermann, R. (Hrsg): Kritik des Sehens. Reclam Verlag. Leipzig 1997.

Kebeck, G.: Wahrnehmungspsychologie. Kurseinheit 2, Fern Universität Hagen 1991

Konsermann, R.: Die Augen der Philosophen. in: Konsermann, R. (Hrsg): Kritik des Sehens. Reclam Verlag. Leipzig 1997

Leyendecker, Chr.; Neumann, K.: Besonderheiten der Entwicklung von Wahrnehmung, Lernen, Gedächtnis und Intelligenz bei Körperbehinderten. in: Handbuch der Sonderpädagogik. Bd.8 Pädagogik der Körperbehinderten. Berlin 1983

Merleau-Ponty, M.: Das Kino und die neue Psychologie. in: Konsermann, R. (Hrsg): Kritik des Sehens. Reclam Verlag. Leipzig 1997

Oerter, R.: Moderne Entwicklungspsychologie. Donauwörth 19. Auflage 1982

Remschmidt, H., Schmidt, M. (Hrsg.): Neuropsychologie des Kindesalters. Enke Verlag. Stuttgart 1981

Scheepers, C., Steding-Albrecht, U., Jehn, P. (Hrsg): Ergotherapie – Vom Behandeln zum Handeln. Thieme Verlag 1999

Seewald, J.: Leib und Symbol. Ein sinnverstehender Zugang zur kindlichen Entwicklung. Wilhelm Fink Verlag. München 1992

Senckel, B.: Mit geistig Behinderten leben und arbeiten. C.H. Beck Verlag. München 3.Auflage 1998

Stern, D.N.: Die Lebenserfahrung des Säuglings. Klett Cotta Verlag. Stuttgart 1993

# 4 LERNEN ÜBER HANDELN

## Bedeutung des Themas

**Gegenwartsbedeutung:**
Die Schüler haben im Laufe ihres Lebens ständig Handlungssituationen erfahren und mittels ihrer eigenen Handlungskompetenzen mehr oder weniger erfolgreich bewältigt. In der Regel handelt es sich dabei um Alltagshandlungen, und die Schüler haben kaum darüber reflektiert, welche Handlungskompetenzen sie in diesen Situationen benötigten bzw. nutzten. Eventuell haben sie in Ausnahmesituationen, insbesondere in Leistungssituationen wie Klassenarbeiten, Sport etc. gezielter über die eigenen Fähigkeiten und Grenzen sowie über Möglichkeiten, diese zu erweitern, nachgedacht. Da Ergotherapie sich als ein Beruf versteht, der die Wiederherstellung der Handlungsfähigkeit von Klienten zum Ziel hat, müssen die Schüler im Verlauf der Ausbildung Kenntnisse erwerben und zu Erkenntnissen gelangen, wie Erkrankungen und Behinderungen die Handlungsmöglichkeiten der Klienten einschränken. Um Ergotherapie verstehen und praktizieren zu können, müssen Schüler lernen, Handlungen und Handlungsstörungen zu analysieren, die passenden Angebote für Klienten auszuwählen und die therapeutischen Maßnahmen durchzuführen.
Voraussetzung dafür ist auch, dass die Schüler ihre eigenen Handlungsmöglichkeiten wahrnehmen und reflektieren. Reflexionen zum Lernen über Handeln übernehmen innerhalb des Faches ET-Grundlagen und innerhalb der Gesamtausbildung eine Schlüsselfunktion.

**Zukunftsbedeutung:**
Im Rahmen der Auseinandersetzung über das Wesen und die Möglichkeiten von Ergotherapie nehmen heute Reflexionen über das „Lernen durch Handeln“ einen wachsenden Raum ein. Ergotherapie kann die wissenschaftlichen Erkenntnisse nutzen, um das eigene Therapieangebot zu begründen, weiterzuentwickeln und zu evaluieren.
Die WHO zeigt mit der internationalen Klassifikation ICIDH-2 die wachsende Bedeutung des Handlungsaspekts im Rahmen der Definition von Krankheit und Gesundheit auf.

THEMA: **4 Lernen über Handeln (handlungstheoretische Ansätze)**
REIHENTHEMA: **4.1 Handlungstheoretische Grundlagen**
RICHTZIEL: Der Schüler soll den Handlungsbegriff aus wissenschaftlicher Sicht verstehen.

| **Inhalt** | **Lernziel**<br>**Der Schüler soll ...** | **Selbstaktualisierung** | **Verweis** |
|---|---|---|---|
| 4.1.1 Einführung in die wissenschaftliche Diskussion über das Handeln aus philosophischer und psychologischer Sicht | - erkennen, dass Handeln ein grundlegendes Element menschlichen Lebens ist.<br>- erkennen, dass wissenschaftliche Erkenntnisziele die Frage nach Beweggründen, Zielen und Normen sowie nach Struktur beinhalten. | • | |
| 4.1.2 Merkmale von Handlung<br>- zielgerichtet<br>- strukturiert<br>- willentlich<br>- bewusst<br>- auf Veränderung ausgerichtet | - benennen, anhand welcher Kriterien die Sozialwissenschaften Handeln beschreiben.<br>- den Begriff Handlung von verwandten Begriffen unterscheiden. | | |
| 4.1.3 Handlungsbedingungen<br><br>4.1.3.1 äußere Bedingungen<br>- materielle Bedingungen (Zeit, Gegenstände, Material, Werkzeuge)<br>- sozio-kulturelle Bedingungen (Normen, Erwartungen, soziale Unterstützung)<br><br>4.1.3.2 personale Bedingungen<br>- die Ausführung betreffend (kognitive, emotionale, motorische Fähigkeiten) | - die Bedingungen einer konkreten Handlungssituation nachvollziehen.<br>- den äußeren Rahmen, der für Handlung notwendig ist, definieren.<br>- die personalen Bedingungen, die Handlung ermöglichen, nennen.<br>- erläutern, dass äußere und personale Bedingungen in Wechselwirkung zueinander stehen.<br>- erläutern, auf welche Weise Variablen Handlung beeinflussen. | | |

| Inhalt | Lernziel<br>Der Schüler soll ... | Selbstaktualisierung | Verweis |
|---|---|---|---|
| - den Antrieb betreffend (Einstellungen, Interessen, Motive) | | | |
| 4.1.4 Struktur des Handelns<br>- Handlungsplanung<br>- Handlungsausführung<br>- Bewertung von Handlungsergebnissen | - erkennen, dass jede Handlung in ihrem Ablauf strukturiert ist.<br>- erkennen, dass Handlungen in unterschiedlichem Ausmaß vorgeplant sind.<br>- erkennen, dass Handlungen sich im Prozess entwickeln, differenzieren oder verändern.<br>- erkennen, dass Planung, Ausführung und Bewertung von den Bedingungen, Fähigkeiten und Zielen abhängen. | | |
| 4.1.5 Exemplarische Modelle bezogen auf:<br>- die Initiierung von Handlung (z.B. Erwartung X Werte-Theorie / Rot ter, Bedürfnishierarchie / Maslow, tiefenpsychologische Denkmodelle)<br>- den Ablauf (z.B. zyklische und hierarchische Struktur / Hacker)<br>- die Persönlichkeitsentwicklung (z.B. Tätigkeitstheorie / Rubinstein und Leontjew)<br>- die Bedeutung der Objektwelt (z.B. Objekttypologie nach Kayser et al.) | - wichtige Theorien zu Teilaspekten von Handlung kennen. | | |

THEMA: **4 Lernen über Handeln (handlungstheoretische Ansätze)**

REIHENTHEMA: **4.2 Beeinträchtigung der Handlungsfähigkeit**

RICHTZIEL: Die Schüler sollen verstehen, dass Ergotherapeuten nicht die Krankheit in den Mittelpunkt stellen, sondern sich mit den Auswirkungen der Krankheit auf die Lebenswelt des individuellen Klienten befassen.

| Inhalt | Ziele<br>Der Schüler soll ... | Selbstaktualisierung | Verweis |
|---|---|---|---|
| 4.2.1 Auswirkungen von Krankheit, Verletzung und Behinderung auf Handlungsfähigkeit | - wissen, dass Krankheit, Verletzung und Behinderung sich auf Handlungsfähigkeit auswirken können.<br>- wissen, dass diese Auswirkungen auf die Handlungsfähigkeit untersucht werden müssen.<br>- das Wissen an Fallbeispielen anwenden. | | |
| 4.2.2 Auswirkungen von Handlungsproblemen auf Entwicklung, Autonomie und Rollenverpflichtungen | - erkennen, dass Krankheit, Verletzung und Behinderung zu Beeinträchtigung der Handlungsfähigkeit führen, deren Bedeutung für das Leben des betroffenen Menschen erfasst werden muss. | | Befragung, Nutzung, eventuell Modifizierung von Assessments / Erhebungs- / Messinstrumenten |
| 4.2.3 Ergotherapeutische Einflussnahme auf Beeinträchtigung der Handlungsfähigkeit | - verstehen, dass therapeutische Interventionen dazu dienen, Handlungsfähigkeit in dem Maße wiederherzustellen, dass Selbstversorgung, Produktivität und Freizeit so weit wie möglich autonom bewältigt werden können. | | |

# Sachanalyse

# 4 Lernen über Handeln

## 4.1 Vorbemerkung

Dass Menschen handeln, ist eine alltägliche, ja banale Erfahrung. Sie handeln im Alltag, im Beruf, in ihrer Freizeit. Praxis ist konkretes Handeln – Theorie ist Denken über Handeln. Was ist der Gegenstand ergotherapeutischen Handelns?

In den Anfängen der beruflichen Entwicklung bestimmte der Begriff der Beschäftigung das berufliche Selbst- und Fremdbild. Der Prozess des Handelns war vor allem durch handwerkliche oder gestalterische Tätigkeitsangebote geprägt. Die Erfahrungen zeigten, dass mit diesen Angeboten zum Teil Ziele erreicht werden konnten, die über den Krankenhausaufenthalt hinausreichten und sich auf das private und berufliche Leben auswirkten. Während des Sägens, Feilens, Töpferns usw. erwerben die Klienten erfahrungsgemäß nicht nur Kenntnisse und Fähigkeiten im Sägen, Feilen und Töpfern, sondern sie erweitern und stabilisieren auch motorische, kognitive und psycho-soziale Kompetenzen. Die Klienten verfeinern ihre Motorik, üben Planungs- und Kontrollfähigkeiten, erweitern ihre instrumentellen Kompetenzen und Gestaltungsfähigkeiten, erweitern ihre sozialen Fähigkeiten, reflektieren ihre Lebens- und Arbeitsmöglichkeiten und gewinnen neue Einstellungen. Im Laufe der beruflichen Entwicklung wurden immer mehr unterschiedliche therapeutische Behandlungsverfahren bzw. -methoden und somit Handlungsangebote in die Palette der Ergotherapie aufgenommen.

Nach heutiger Definition arbeiten Ergotherapeuten mit Menschen, die aufgrund einer Erkrankung oder Behinderung Handlungsprobleme haben. Menschen erwerben ihr Handlungsvermögen innerhalb von Entwicklungs-, Erziehungs- und Bildungsprozessen. Durch Erkrankungen oder Behinderung werden Menschen in ihrem Handlungsvermögen eingeschränkt. Ergotherapeuten unterstützen den (Wieder-) Aufbau von Handlungsfähigkeit, indem sie Handlungssituationen in den Mittelpunkt der Therapie stellen.

Die diesbezüglichen beruflichen Erfahrungen werden in der Ergotherapie bis heute kaum theoretisch reflektiert und begründet. Die Anzahl der vorliegenden Veröffentlichungen zum Thema Handeln bzw. zur Handlungstheorie ist kaum zu überblicken. In der Ergotherapie steckt aber die Auseinandersetzung mit handlungstheoretischen Reflexionen der wissenschaftlichen Bezugsdisziplinen (z.B. Psychologie, Soziologie, Philosophie) noch im Anfang.

Die Theorien und Forschungsergebnisse der Bezugswissenschaften beziehen sich auf unterschiedliche Aspekte menschlichen Handelns. Im Rahmen der neurowissenschaftlichen Bezugsdisziplinen (z.B. Medizin, Biologie, biologische Psychologie) steht im Mittelpunkt des Erkenntnisinteresses die experimentelle Erforschung isolierter neurophysiologischer und neuropsychologischer Grundfunktionen, die Verhalten bzw. Handeln ermöglichen (z.B. Raumorientierung, vestibuläre Grundfunktionen). Diese Forschungen richten sich auf eine Mikroperspektive des Handelns.

In der Psychologie, insbesondere der Kognitionspsychologie, stehen die Beschreibung und Analyse der Struktur und der psychischen Regulation von Handeln im Mittelpunkt. Untersucht werden anhand empirischer und hermeneutischer Methoden Zusammenhänge von Bewegung und Handlung, von Kognition und Handlung, von Kommunikation und Handlung, von Motivation, Emotion und Handlung. Diese Forschungen beziehen sich auf eine Mesoperspektive des Handelns.

In anderen Wissenschaften, z.B. in der Pädagogik und der Soziologie, stehen komplexe Handlungen in unterschiedlichsten Lebensbereichen im Vordergrund (z.B. Familienleben, Berufsausübung, Freizeitgestaltung, institutionelles Lernen). Diese Ansätze bewegen sich auf der Makroperspektive sozial-ökologischer Ansätze.

Insbesondere Philosophie und Theologie, aber auch weitere Disziplinen, wie z.B. die Anthropologie, beschäftigen sich mit dem Handeln eher aus universeller phänomenologischer Perspektive.

Die genannten wissenschaftlichen Disziplinen untersuchen problemisolierend jeweils unterschiedliche Aspekte des Handelns anhand differierender Methoden und theoretischer Ausgangspunkte (z.B. mechanistisches oder organismisches Weltbild bzw. behavioristische oder systemische Erkenntnisperspektive etc.; vgl. hierzu z.B. Söltenfuß, 1983). Im Gegensatz dazu muss sich Ergotherapie in ihrer Berufspraxis ständig mit der Komplexität des Handelns als bio-psycho-soziales Phänomen beschäftigen. Ergotherapie benötigt theoretische Reflexionen, die es ermöglichen bzw. leisten, Mikro-, Meso- und Makroperspektive und ihre unterschiedlichen Fragestellungen und Ergebnisse aufeinander zu beziehen. Hier liegen bis heute von den Bezugsdisziplinen keine wissenschaftlich-interdisziplinären Ansätze vor. Die Wechselwirkung bzw. Vernetzung zwischen den verschiedenen Aspekten / Ebenen des Handelns sind noch kaum erforscht. Auch die ergotherapeutischen Praxismodelle (vgl. 2 Konzeptionelle Modelle der Ergotherapie) haben hier nur Vorschläge gemacht, über die weder ein wissenschaftlicher noch ein beruflicher Konsens existiert.

## 4.2 Handeln aus philosophischer und psychologischer Sicht

Ein Mittelpunkt philosophischer Reflexionen zum Handeln ist die anthropologische Perspektive, d.h. der Nachweis, dass Handeln unverzichtbar zum Menschen gehört und dass man den Menschen über die Fähigkeit zum Handeln definieren kann. Dies soll hier am Beispiel der Reflexionen von Arnold Gehlen illustriert werden. Gehlens Monographie „Der Mensch“ (1940) geht aus von dem aus der Antike resultierenden Verständnis des Menschen als Geistwesen, das den Dualismus von Seele und Körper in der abendländischen Tradition begründet. In seinem Verständnis von Handlung fließen in ihr alle Anteile des Menschen (Bedürfnisse, Antriebe, Bewusstsein, Sprache etc.) zusammen. Eine Trennung kann nur analytisch vorgenommen werden. Handlung ist demnach nicht nur die Durchführung, die Folge, der instrumentelle Teil, sondern voraussehende, planende Veränderung der Wirklichkeit (Gehlen 1983, S.46). Somit widerspricht er dem Verständnis des Menschen als Geistwesen und definiert den Menschen als handelndes Wesen. Er widerspricht auch der dualistischen Trennung von Seele/Geist und Körper.

Ausgangspunkt seines Nachweises ist der Zusammenhang von Gehirn und Hand. „Das Gehirn des Menschen ist nun deswegen paradox, weil es zusammen mit den Händen alle Spezialisierungen von Organen überflüssig gemacht hat. Weil aber spezialisierte Organe relativ zu einer jeweils besonderen Umwelt entstanden sind, so machen Gehirn und Hand den Menschen unabhängig von jeder Konstellation von Umwelttatsachen.... Man kann den Unterschied des Menschen zu allen Tieren jetzt klar sehen. Die Tiere passen sich durch Spezialisierung ihrer Organe jeweils einer besonderen Umwelt an, die sie nicht wechseln können. Der Mensch passt umgekehrt die Bestandteile ganz beliebiger Umwelten an sich an, indem er sie intelligent verändert. Seine Werkzeuge sind, wenn ich so sagen darf, variable künstliche Organe." (Gehlen 1983, S.445)

Nach Gehlen übernehmen die vom Menschen erfundenen Werkzeuge drei verschiedene Funktionen:

- Sie sind Organersatz, wenn es kein entsprechendes Organ gibt (z.B. Schere).
- Sie sind Organverstärkung, wenn die menschlichen Organe nicht „effizient" genug sind (z.B. Kran).
- Sie sind Entlastung, wenn sie dem Menschen das Leben erleichtern (z.B. Waschmaschine).

In diesem Sinne kann ein und dasselbe Werkzeug natürlich auch alle drei Funktionen erfüllen.

Es geht in allen handlungstheoretischen Reflexionen um das Verhältnis von Mensch (Organismus) und Umwelt. Die Verknüpfung zwischen Mensch und Umwelt kommt durch das menschliche Handeln zustande. Im Laufe der wissenschaftlichen Entwicklung wurde das Verhältnis von Mensch und Umwelt sowie die Verknüpfung zwischen ihnen aus unterschiedlicher Perspektive betrachtet und interpretiert.

Insgesamt lassen sich nach Janisch 1979 (in Söltenfuß, 1983, S.36.ff) vier verschiedene Verknüpfungstypen zwischen Individuum und Umwelt feststellen:

- Die Ursachen für Verhaltensänderungen gehen primär auf Umweltkomponenten zurück.
- Die Ursachen für Verhaltensänderungen werden primär beim Individuum vermutet.
- Es sind nur die Strukturen und Prozesse von Verhaltensänderungen sowie Zusammenhänge zu beschreiben, aber keine gesicherten Auskünfte über Ursachen zu ermitteln.

– Die Ursachen für Verhaltensänderungen lassen sich so einfach nicht zurückführen, da es die Umwelt an sich nicht gibt, sondern es gibt die jeweilige Umwelt des Individuums, die es durch seine eigene Handlung erfährt.

Am Beispiel der wissenschaftsgeschichtlichen Entwicklung innerhalb der Psychologie sollen zwei wichtige Ansätze dargestellt werden.

- Dualistische Theorien
- Verknüpfungstheorien

Dualistische Theorien
Diese Sichtweise geht auf antike Denktraditionen zurück. Man geht von der Grundannahme aus: Denken ist eine vom Handeln losgelöste Verhaltensform. Das beinhaltet die Annahme einer dualistischen Trennung von Theorie und Praxis, von Denken und Tun, von Planung und Ausführung sowie der Mensch-Umwelt-Interaktion. Man wies dem Denken und Planen die anspruchsvollere, wertvollere Position zu.
Weite Teile unserer Lebens-, insbesondere unserer Arbeitswelt spiegeln diese Sichtweise wider. Auch die Schulpädagogik und Schulpraxis werden dadurch immer noch weitgehend geprägt: Die Schule ist die Vermittlungsinstanz für die Fähigkeit zum Denken und Planen, für die Theorie. Das Leben, die Praxis, ist die Vermittlungsinstanz für das Handeln, die Ausführung. Im Rahmen dieses Ansatzes gehen Ursachen für Verhaltensänderungen und damit für Lernen auf das Individuum zurück.

In diesem Modell werden Mensch-Umwelt-Relationen zwar betrachtet, doch die interessierende Variable ist der Mensch bzw. das Denken des Menschen. Die Umwelt wird dem Menschen quasi nur gegenübergestellt. Weder die aktive „Schaffung" noch die „Aneignung von Umwelt" interessiert. Dies gilt auch noch für weite Teile behavioristischer Theoriebildung und Forschung sowie pädagogisch-normativer Konzepte.

## 4.3 Verknüpfungstheorien

Langsam entwickelten sich ökologische bzw. systemische und systemisch-konstruktivistische Denkmodelle, die nach der Wechselwirkung zwischen dem Aufbau und der Veränderung individueller Strukturen auf der einen Seite und der Herstellung von materieller und sozialer Umwelt auf der anderen Seite gleichzeitig fragten. Für die psychologischen Entwicklungstraditionen lassen sich insbesondere zwei Entwicklungslinien ausmachen:

- die westliche, vor allem amerikanische Tradition
- die osteuropäische, vor allem sowjetische Tradition

Die westlichen Forschungsansätze zeichnen sich überwiegend durch eine beschreibende, wertneutrale Herangehensweise aus. Der ursprünglich dominierende behavioristische Ansatz geht zurück; kybernetische bis systemische Modelle, Theorien zur Informationsverarbeitung, systemisch-konstruktivistisches Denken üben einen stetig größer werdenden Einfluss aus.

Im Mittelpunkt stehen Fragen der Handlungsmotivation, der Planung, Regulation und Kontrolle sowie des Ablaufs von Handlung, die häufig in formale Handlungsschemata gefasst werden. Ausgangspunkt ist heute nicht mehr die Annahme des traditionellen behavioristischen Modells, dass äußere Reize individuelle Reaktionen (Handlungen) begründen, sondern Handeln wird als bewusster, zielgerichteter Akt des Individuums gesehen.

Aus der Fülle der vielen möglichen Autoren und Theorien kann hier wiederum nur einer exemplarisch ausgewählt und verkürzt dargestellt werden. Piaget war einer der ersten Entwicklungspsychologen und subjekt-orientierten Handlungstheoretiker. Er hat in seinen Abhandlungen den Zusammenhang von Denken und Handeln, Greifen und Begreifen erörtert. Aus seiner Sicht entwickeln sich die kognitiven Fähigkeiten eines Menschen aus dessen Handlungsmöglichkeiten und -erfahrungen. Begreifen stellt für ihn zunächst eine sensomotorische Tätigkeit dar. In aufeinander aufbauenden Entwicklungsphasen verinnerlicht das Kind seine Handlungen immer mehr und ist stetig besser in der Lage, sich vom konkreten Objekt und der konkreten Tätigkeit zu lösen und Handlungen als Denkhandlungen zu vollziehen. Handeln ist somit zum einen eine Form des Lernens, die zur Herausbildung der Handlungskompetenzen führt, und zum anderen die Form des Lernens, die die Entwicklung der kognitiven Fähigkeiten ermöglicht.

Piagets Modell genetisch fundierter, hierarchisch organisierter Entwicklungsstadien wird heute in seiner Gültigkeit kritisiert (vgl. Miller, 1993; Domes, 1993). Man kann an vielen Beispielen aufzeigen, dass die Entwicklung kognitiver Fähigkeiten und die Entwicklung von Handlungsfähigkeiten auch bei einer massiven Störung (Erkrankung oder Behinderung) sowie bei absichtlicher, kulturspezifischer oder sozialer Hemmung eines bestimmten sensorischen Systems über andere Modalitäten erfolgen können.

Für die östliche Tradition soll hier in Stellvertretung Leontjew angesprochen werden. Er gilt als Vertreter der Moskauer kulturhistorischen Schule bzw. der sowjetischen Tätigkeitspsychologie. Im Mittelpunkt der östlichen Tradition steht nicht der Begriff des Handelns, sondern der Begriff der Tätigkeit / des Tätig-Seins.

Leontjew versteht unter Tätigkeit eine planvolle, „sinnenvolle“ und sinnvolle Lebensäußerung (vgl. Fürhoff, 2000). In der Tätigkeitstheorie wird Tätigkeit als ein Oberbegriff verwendet. Deren Hauptkomponenten sind Handlungen, die ihrerseits Hauptkomponenten haben, genannt Operationen.

Die Tätigkeitsphilosophie von Leontjew umfasst drei Ebenen menschlicher Tätigkeit:

- die Sinnlichkeit als Wahrnehmung und Erfahrung
- die Kognition als planvolles und bewusstes Handeln und dem damit verbundenen Eingreifen in die Welt und ihre Gegenstände
- die Ebene des affektiven Sinngehalts. Tätigkeit und Ziel, Handlung und Motiv sind demnach direkt miteinander verknüpft.

Die Welt und ihre Gegenstände differenziert Leontjew in drei Ebenen:

- der Gegenstand in seiner sachlichen, stofflichen Realität mit seinen chemischen und physikalischen Eigenschaften
- der Gegenstand als Produkt menschlicher Arbeit, eingebettet in soziale und kulturelle Interaktionen und Träger sozialer und kultureller Bedeutung

- der Gegenstand als Träger persönlicher Bedeutung, die ihm vom jeweils Tätigen zugeschrieben wird.

Auch für ihn gilt, dass Menschen sich durch Tätigkeit entwickeln. Entscheidend sind dabei aber nicht die Anlagen oder die Umwelt, sondern das Individuum wird als Träger seiner eigenen Entwicklung verstanden. Leontjew beschreibt das Verhältnis bzw. die Verknüpfung zwischen Individuum und Umwelt in zwei Richtungen: Im Rahmen jeder Tätigkeit leistet der Mensch sowohl eine Vergegenständlichung, d.h. eine Veränderung der äußeren Welt, als auch eine Aneignung, d.h. eine Veränderung der inneren Welt, also die Entwicklung seiner eigenen kognitiven und instrumentellen Fähigkeiten. Damit trägt jede Handlung zum Lernen durch Erfahrung bei und ist Ausgangspunkt der Entwicklung von Persönlichkeit. Im Rahmen dieser aktiven Aneignung bildet der Mensch nach Leontjew drei „funktionale Systeme" aus:

- die Produktivität und Gestaltung, dies begründet Aktivität – Fähigkeiten, die Welt zu gestalten.
- die Aneignung und das Lernen, dies begründet das Sich-zu-eigen-Machen der Welt und der innewohnenden Gesetzmäßigkeiten und Handlungsmöglichkeiten.
- die Einfühlung als Grundhaltung gegenüber der gegenständlichen Welt, das meint das sinnliche, emotionale und erkennende Verstehen im Rahmen der Tätigkeitsprozesse.

Alle funktionalen Systeme führen zum Selbsterleben und -erkennen und unterstützen somit die Entwicklung des Menschen.

## 4.4 Merkmale von Handlung

Ein weiterer Schwerpunkt der Auseinandersetzung mit dem Thema Lernen über Handeln sollte die Vermittlung des Verständnisses für den Begriff Handeln sein. Das umfasst in erster Linie eine wertneutrale Beschreibung, welche Merkmale Handeln definieren und somit von anderen Verhaltensäußerungen abgrenzen. Die Schüler benötigen ein übersichtliches Modell, um sowohl die Handlungsvollzüge des Klienten als auch die des Therapeuten in ihren Grundzügen erfassen und verstehen zu können.

In der Psychologie liegen eine Reihe von Vorschlägen für Merkmalsdefinitionen oder Klassifikationen von Handlungsfaktoren vor. Einig sind sie sich darin, dass in jeder Handlung innere (psychische) und äußere (motorische) Vorgänge zusammen laufen. Die psychischen Vorgänge planen, steuern und kontrollieren die äußeren Handlungsvollzüge, die in erster Linie als Bewegung wahrgenommen werden.

- Handlungen werden als Aktivitäten beschrieben, mit denen Menschen zielgerichtet und bewusst auf ihre Umwelt einwirken (z.B. jemand trinkt ein Glas Wasser). Jeder Handelnde hat vor der Handlung ein „Bild" von seinem Ziel im Kopf. Dieses Ziel führt zu seiner Planung und wird während der Durchführung stetig zum Soll-Ist-Vergleich benutzt. Erst das Ziel ermöglicht Handlungskorrekturen und Ergebnisse.

- Obwohl Handlung als etwas Bewusstes definiert wird, sind nicht alle Handlungen und nicht alles bei jeder Handlung bewusst. Bewusstsein meint hier in erster Linie Bewusstheit für die Planung, die groben Schritte der Ausführung und das Ergebnis. Viele der Teilhandlungen, Operationen oder einzelne Bewegungen verlaufen weitgehend vorbewusst, sie sind automatisiert. Psychologische Handlungstheoretiker sind sich nicht einig, inwieweit Automatismen, wie z.B. das Schalten beim Auto fahren, noch eine Handlung im eigentlichen Sinne darstellen.

- Ziele einer Handlung sind nicht immer deckungsgleich mit Zwecken oder Motiven. Ich kann mit der gleichen Handlung unterschiedliche Zwecke verfolgen. Man kann etwas trinken, um brennenden Durst zu löschen oder um etwas zu probieren etc. Mein Motiv ist das, was mich zum Handeln veranlasst. Hierbei können extrinsische (von außen gelenkte, z.B. Examen machen, Geld verdienen) und intrinsische (von innen veranlasste, z.B. Werte realisieren, Beziehungen gestalten) Motive unterschieden werden. Mit Motivation benennt man den Prozess, in dem Energien und Zwecke in den Prozess der Zielbildung und Realisierung eingebracht werden. Die Motive für Handlungen sind abhängig von persönlichen, sozialen und sachlichen Bezügen. Motive sind aber auch zeit- und kulturabhängig. Sie werden in ihren Grundzügen im Rahmen der kindlichen Entwicklung aufgebaut.

- Einige Autoren (z.B. Schüpbach) führen das Konzept des Willens ein, um deutlich zu machen, dass wir häufig eine besondere Kraft benötigen, um Handlungen über lange Zeiträume und gegen Widerstände doch zum Ende zu bringen. Sie gehen dann davon aus, dass insbesondere die psychischen Vorgänge willentlich reguliert werden, dass konkrete Teilhandlungen, Operationen usw. jedoch ohne Kontrolle des Willens ablaufen.

- In jedem Fall eignet sich der Mensch mit Hilfe der Handlung etwas an (in diesem Fall das Glas Wasser, um beim oben genannten Beispiel zu bleiben) und beeinflusst darüber aber auch seine Umwelt (nachher ist das Glas leer, und er stellt es an einer anderen Stelle ab). Handlung ist also auf Veränderung ausgerichtet.

- Handlungen sind immer strukturiert. Äußerlich sichtbare Handlungen umfassen eine Kette von Bewegungen. Handlung insgesamt umfasst die Handlungsplanung, die Ausführung und den Abschluss. Innere Handlungen planen und steuern bewusst auf das Ziel hin, nehmen einen stetigen Soll-Ist-Vergleich und eventuelle Korrekturen vor und regulieren und kontrollieren so die Ausführung.

## 4.5 Handlungsbedingungen

Die Handlungsfähigkeiten des Menschen werden durch seine persönlichen Bedingungen (motorisch, kognitiv, psycho-sozial, Antrieb etc.), aber auch durch die jeweiligen Umweltbedingungen (materiell, kulturell, sozial) bestimmt.

Die Begriffe Handlungsbedingungen und Handlungsvoraussetzungen werden in der Literatur und in der Alltagssprache teilweise synonym, teilweise differenziert benutzt. Wir unterscheiden hier mit Schüpbach in äußere Handlungsbedingungen und personale Bedingungen (diese werden manchmal auch als Voraussetzungen beschrieben).

In einer therapeutischen Situation sind sowohl die Handlungsbedingungen des Klienten als auch die des Therapeuten bedeutsam. Im Prozess der Diagnose werden zumeist die Handlungsbedingungen des Klienten erforscht, in der Therapieplanung werden auch die des Therapeuten mehr oder weniger bewusst reflektiert und einbezogen. (s. a. 8 Therapeutisches Handeln)

## 4.6 Struktur des Handelns

Eine Hilfe, um die Struktur des Handelns zu analysieren, bieten Handlungsmodelle der Psychologie. So wird die grundlegende Struktur von Handlung (Planung, Handlungsausführung und Bewertung) von den Psychologen Miller, Galanter, Pribram im Rahmen des TOTE-Modells differenziert.

Test-Operate-Test-Exit (TOTE)
Im Rahmen eines ersten **T**estes erfolgt eine Situationsanalyse darüber, welche Handlungsbedingungen und -notwendigkeiten vorliegen. Zwischen diesem Test und der zweiten ausführenden Phase (= **O**perate) liegen die Zielplanung und Motivierung für die Handlung. Operate meint, dass die konkrete Handlung durchgeführt wird. Solange es nicht zu Problemen kommt, wird in einer weiteren **T**est-Phase das Ergebnis bewertet. Je nachdem, ob die Bewertung zufrieden stellend ausfällt, kommt es zu einem Ausstieg aus dieser Handlungskette (= **E**xit) oder zu einem Zurückgehen auf eine erneute Phase des Operate und des Tests.

Solche einfachen Handlungsmodelle beschreiben auch die grundlegenden Prozesse im Rahmen einer Therapie und können zur Vertiefung des Gesamtverständnisses herangezogen werden.

Darüber hinaus bietet die Literatur aber auch viele Möglichkeiten, die drei Grundphasen jeder Handlung (Planung, Ausführung, Bewertung) auszudifferenzieren. Dies kann z.B. zu einer solchen Strukturierung führen:

- das Entdecken der Handlung (-snotwendigkeit bzw. -smöglichkeit)
- das Ausrichten der Handlung auf das Ziel
- die Orientierung über verschiedene personale und äußere Handlungsbedingungen
- das Entwerfen möglicher Handlungsverläufe
- die Entscheidung für die beste Handlungsvariante
- der Entschluss, die Handlung auszuführen
- das Tun
- das Wahrnehmen
- das Korrigieren

- das Abschließen
- das Auswerten z.B. als:
  - Frage nach dem Ergebnis
  - Frage nach den Nebenfolgen
  - Frage nach weiteren Handlungsschritten

## 4.7 Exemplarische Modelle

Im Anschluss an diese weitgehend wertneutralen Beschreibungen der Handlungsmerkmale und der Handlungsstrukturen können an exemplarischen Beispielen auch Theorien im Unterricht vermittelt werden, die spezifische Gegenstände ansprechen. Handlungstheorien in der bis dato vorgestellten Form sind immer Theorien, die nur dann anwendungsbezogen wirksam werden können, wenn sie mit anderen Theoriebeständen verknüpft werden (z.B. Motiv und Motivation, Entwicklung und Lernen, Persönlichkeit und Persönlichkeitsentwicklung).

So ermöglicht ein Modell, wie z.B. das der Bedürfnishierarchie nach Maslow, ein vertieftes Verständnis für Motivationsprozesse aufzubauen, obwohl es empirisch nicht abgesichert ist. Hier werden sich oft Übergänge zum Thema Beeinträchtigung der Handlungsfähigkeit ergeben, da viele dieser Modelle und Theorien entstanden sind, um zu erfassen und zu begründen, warum nicht jede Handlung auch erfolgreich ist.

## 4.8 Beeinträchtigung der Handlungsfähigkeit

Ergotherapeuten behandeln Menschen, die durch Erkrankung oder Behinderung mit ihren Handlungsvollzügen nicht so erfolgreich sind, wie sie es vor der Beeinträchtigung waren oder ohne sie wären.

Erkrankung und Behinderung, aber auch Anforderungen aus der Umwelt (Über- und Unterforderungen) wirken sich auf die Handlungsmöglichkeiten eines Menschen aus. Sie können Handlungsfähigkeit beeinträchtigen oder sogar verhindern. Andererseits kann auch Untätigkeit zu physischen und psychischen Veränderungen führen. Am Beispiel einfacher Alltagshandlungen (Greifen, Anziehen, Essen) und häufiger Krankheitsbilder (z.B. Rheuma, Querschnittlähmung) können Schüler Zusammenhänge zwischen den Erkrankungen und Behinderungen sowie den Handlungsproblemen der Klienten verstehen. Die Handlungen (z.B. Händewaschen), die für einen Menschen normalerweise weitgehend automatisch, gewohnt und routiniert ablaufen, werden für den Klienten in vielfacher Hinsicht problematisch (z.B. Greiffunktionen, Auge-Hand-Koordination). Grundfunktionen der Bewegung, der Wahrnehmung etc. werden nicht mehr beherrscht oder können nicht mehr mit anderen kombiniert werden. Die Klienten müssen die einzelnen Handlungen und Teilhandlungen wieder lernen. Sie müssen sich sowohl innere Handlung als auch äußere Handlung wieder bewusst machen.
Handlungsprobleme behindern nicht nur den Vollzug von Einzelhandlungen. Sie haben vielmehr weitreichende Auswirkungen auf Entwicklung, Kompetenzerwerb,

Rollenhandeln und bestimmen damit den Grad der Autonomie und Partizipation des Einzelnen.

Ergotherapeutische Praxismodelle, Assessments, diagnostische Instrumente, ICIDH-2 aber auch wissenschaftliche Theorien (z.B. der Rollensoziologie oder Persönlichkeitspsychologie) bieten viele Möglichkeiten, Zusammenhänge zwischen Erkrankungen bzw. Behinderungen und Handlungsproblemen sowie Entwicklungs- und Lebensproblemen wahrzunehmen und zu analysieren.

An dieser Stelle sollen den Schülern Handlungsprobleme und ihre Bedeutung für das Leben der Klienten erst einmal bewusst werden. Im Mittelpunkt steht die Analyse anhand der Merkmale und Strukturen von Handlungen. Eine systematische Analyse auf dem Hintergrund spezifischen medizinischen oder ergotherapeutischen Wissens sollte anderen Fächern vorbehalten bleiben.

Ergotherapeutische Diagnostik zielt darauf, die aus einer Schädigung resultierenden Handlungsprobleme festzustellen und zu verstehen. Sie will das Individuum in seinem handelnden Verhältnis zur Umwelt erfassen. Ergotherapeutische Angebote wollen dazu beitragen, die Handlungsfähigkeiten zu erweitern, zu kompensieren, (wieder-) herzustellen, damit der Mensch besser an seiner Umwelt partizipieren kann.

Ergotherapie umfasst eine Fülle von diagnostischen und therapeutischen Methoden. Bis heute steht eine theoretische Fundierung auf der Grundlage handlungstheoretischer Reflexionen und Forschungen aus.
Aus Sicht der AG-ETS sind folgende Grundannahmen wesentlich:

- Erst der Zusammenhang von Handlung und Erfahrung ermöglicht dem Menschen den Erwerb (als Aufbau oder Wiederaufbau) von konkreter Handlungsfähigkeit und genereller Handlungskompetenz (im Sinne von Planen, Regulieren, Steuern).
- Weder die Entwicklung des Kindes noch die Rehabilitation des Erwachsenen läuft ab wie ein Zahnräderwerk. Grundsätzlich haben Menschen viele Möglichkeiten und Chancen, sich in individuellen Entwicklungsverläufen in unterschiedlichen Entwicklungsbereichen auf ihre vorgegebenen Umweltbedingungen auszurichten und sie zu gestalten.

## Literaturangaben


Becker, Georg E.: Handlungsorientierte Didaktik, Bd. 1 u. 2, Weinheim 1993

Beguin, H. et al.: Das Bieler Modell – ein Modell zum Entwickeln und Evaluieren ergotherapeutischer Maßnahmen, in: Ergotherapie, Heft 9, 1995

Domes, Martin: Der kompetente Säugling, Frankfurt/ Main 1993

Fürhoff, Jürgen: Analyse handwerklicher und gestalterischer Techniken. unveröffentliche Diplomarbeit, Humboldt Universität 2000

Funke-Paulsen, Monika: Fachkunde Handwerk. Eine Curriculumerarbeitung und Curriculumerstellung, Neue Reihe Ergotherapie, Idstein 1993

Gehlen, Arnold: Der Mensch. Seine Natur und Stellung in der Welt, Wiesbaden, 12. Aufl. 1978

Gehlen, Arnold: Gesamtausgabe Band 4: Philosophische Anthropologie und Handlungslehre, Frankfurt/Main 1983

Greve, Werner: Handlungsklärung. Die psychologische Erklärung menschlicher Handlungen, Bern u.a. 1994

Haberzettel, Wolfgang: Sensomotorisches Tun. Philosophische Untersuchungen im Anschluss an Husserl und Piaget, Dettelbach 1997

Hacker, Winfried: Allgemeine Arbeits- und Ingenieurpsychologie. Psychische Struktur und Regulation von Arbeitstätigkeit, Berlin/DDR 1980

Hacker, Winfried: Arbeitstätigkeitsanalyse. Analyse und Bewertung psychischer Arbeitsanforderungen, Heidelberg 1995

Hils, Karl (Hrsg.): Therapeutische Faktoren im Werken und Formen, Darmstadt 1971

Kayser, Egon: Objektbeziehungen und Körperselbst in der Ergotherapie, Neue Reihe Ergotherapie, Idstein 1999

Kayser, Egon u.a.: Objektbeziehungen und Ergotherapie. Neugestaltung der Beziehungen zur Objektwelt durch ergotherapeutische Angebote, Neue Reihe Ergotherapie, Idstein 1993

Lenk, Hans (Hrsg.): Handlungstheorien – interdisziplinär. 5 Bände, München 1977ff

Leontjew, Alexej: Tätigkeit, Bewußtsein und Persönlichkeit, Köln 1982

Miller, Patricia: Theorien der Entwicklungspsychologien, Heidelberg, Berlin, Oxford 1993

Oesterreich, Rainer: Handlungsregulation und Kontrolle, München u.a. 1981

Piaget, Jean: Das Erwachen der Intelligenz beim Kinde, Stuttgart 1969

Piaget, Jean: Meine Theorie der geistigen Entwicklung, Frankfurt/Main 1983

Roggmann, Bernhard: Kurzanalyse ergotherapeutischer Behandlungsweisen, Dortmund 1995

Schüpbach, Heinz: Grundlagen der psychologischen Handlungstheorie für die Ergotherapie, unveröffentlichtes Manuskript, ohne Ort, ohne Jahr

# 5 VERMITTLUNG UND ANLEITUNG

## Bedeutung des Themas

**Gegenwartsbedeutung:**
Jeder Mensch erlebt im Laufe seines Lebens Vermittlungs- und Anleitungssituationen. Unsere Schüler haben diese Situationen in der Regel als Adressaten erfahren. Im Vorpraktikum haben sie wahrnehmen können, dass Anleitung und Vermittlung zentrale Bedeutung in der Ergotherapie haben. Jedoch haben sie in der Regel nicht darüber reflektiert, was diese Situationen gut oder schlecht, erfolgreich oder weniger erfolgreich gemacht hat.
Da die Schüler im Laufe der Ausbildung sehr schnell in Situationen kommen bzw. gebracht werden, in denen sie selbst den Rollenwechsel vom „Nutzer" (Konsumenten etc.) zum Anleiter (Vermittler) vornehmen sollen, müssen sie handlungsrelevante Leitfragen, Planungsprozesse und zentrale Vermittlungstechniken kennen lernen. Während der Ausbildung gilt es, diese Kenntnisse anzuwenden, zu reflektieren und zunehmend zu verinnerlichen.

**Zukunftsbedeutung:**
Eine zielgerichtete, klientenorientierte berufliche Praxis ist ohne Vermittlungs- und Anleitungskompetenz nicht vorstellbar. Dafür bietet eine gewisse Automatisierung die Voraussetzung, d.h. der Therapeut kann sich während der Behandlung weniger seiner eigenen Anleitungstätigkeit, sondern mehr der Handlung des Klienten zuwenden. Gleichzeitig wird diese Kompetenz nicht nur in der Klient-Therapeut-Situation, sondern auch in der Zusammenarbeit mit Kollegen, Eltern und Angehörigen der Klienten sowie bei der Praxisanleitung gefordert.

**Exemplarische Bedeutung:**
Die Kenntnisse und Erfahrungen unterschiedlicher Rollen und Rollenerwartungen fördern Flexibilität und Perspektivenwechsel.
Die Vorbereitung und Durchführung einer Vermittlungssituation fördern Analyse- und Strukturierungsfähigkeit sowie Beobachtungs- und Problemlösungskompetenz. Gleichzeitig geht es auch um die Verknüpfung mit pädagogischem Wissen und dessen Anwendung.
Da Sprache bei Vermittlung und Anleitung einen wesentlichen Stellenwert hat, können Schüler erfahren, welche Bedeutung angemessenes Sprachverhalten für die Gestaltung des therapeutischen Prozesses hat.

THEMA: **5 Vermittlung und Anleitung**

RICHTZIEL: Die Schüler sollen erkennen, welchen Stellenwert strukturierte und begründete Vermittlung und Anleitung in der Ergotherapie haben.

| Inhalt | Ziele<br>Der Schüler soll ... | Selbstaktualisierung | Verweis |
|---|---|---|---|
| 5.1 Anleitungs- und Vermittlungssituationen im Allgemeinen und in der Ergotherapie | - erkennen, welchen Stellenwert Vermittlung und Anleitung in der Ergotherapie haben. | | |
| 5.2 Leitfragen:<br>- wie<br>- was<br>- wem<br>- wozu will ich vermitteln | - erkennen, dass in jeder Vermittlungs- und Anleitungssituation diese Fragen handlungs- (planungs-) leitend sind. | | |
| 5.3 Didaktik der Lehr-/Lernsituation<br>- didaktische Reduktion<br>- Strukturierung des Lernweges<br>- Auswahl der Lernform | - die Elemente des Planungsprozesses kennen und exemplarisch anwenden. | | Lehrproben (Anleitungsübungen) im handwerklich-gestalterischen Unterricht |
| 5.4 Techniken z.B.<br>- verbal informieren<br>- demonstrieren<br>- Anweisungen geben<br>- erklären<br>- schriftlich anleiten | - Techniken kennen und exemplarisch anwenden. | | |

# Sachanalyse

## 5 Vermittlung und Anleitung

### 5.1 Begriffsverständnis

Andere mit einem Gegenstand vertraut machen, der mir geläufig ist; jemandem etwas beibringen, was ich kann; jemanden in eine Fertigkeit einführen, die er noch nicht oder nicht mehr beherrscht: das ist anleiten (vgl. Duden).

Das enthaltene Wort „leiten" bedeutet, etwas auf den Weg bringen, jemanden gehen machen; hier steckt also bereits im Wortkern auch das Ziel der Selbständigkeit und der eigenen Lebensbewältigung – Ziele der Ergotherapie.

Das Wort Mittel ist gebräuchlich im Sinne von „das zwischen zwei Dingen Befindliche", daran schließt sich die Bedeutung an „das, was zur Erreichung eines Zweckes dient" (eigentlich das, was sich zwischen dem Handelnden und dem Zweck befindet). Indem wir uns also zwischen den Handelnden und seine Zwecke begeben, werden wir zum Vermittler von Wissen und Fertigkeiten.

Unter Anleitung verstehen wir solche Prozesse, in denen wir Fertigkeiten weitergeben. Fertigkeiten benötigen wir in der Berufsausübung, im Alltag und in der Freizeit. Sie weisen einen unterschiedlichen Komplexitätsgrad auf. Nach einer gelungenen Anleitung kann ein Klient etwas, was vorher nicht zu seinem Handlungsrepertoire gehörte.

Unter Vermittlung verstehen wir solche Prozesse, in denen Ergotherapeuten den Klienten mit Kenntnissen über einen Sachverhalt vertraut machen (z.B. Prinzipien des Gelenkschutzes, Eigenschaften von Materialien, etc.). Nach einer gelungenen Vermittlung weiß ein Klient mehr als vorher.

In fast jeder Situation des Lehrens in der Therapie (= Unterweisung) werden beide Elemente mehr oder weniger ausgeprägt präsent sein: Erweiterung des Wissensbestandes oder Erlangen neuer Fertigkeiten.[1] Die Unterscheidung dieser Prozesse ist allerdings eine wichtige Hilfestellung bei der Planung.

---

1 Fähigkeiten, Einstellungen, neue Verhaltensweisen z.B. im System Familie, ein anderer Umgang mit der eigenen Körperlichkeit, etc. – alles dies ebenfalls Therapieziele – fallen nicht unter die Thematik Vermittlung und Anleitung!, hierzu finden sich Ausführungen an anderer Stelle des Curriculums.

## 5.2 Einordnung in die Bezugsdisziplinen Pädagogik und Psychologie

1990 schrieb die Arbeitsgruppe um Prof. Lamprecht erläuternd zu diesem Punkt:

„Das Lernziel ‚Vermitteln und Anleiten' soll durch theoretische und praktische Inhalte ... im Unterricht erarbeitet werden. Schüler sollen hier lernen, eine Zielformulierung zu erstellen, Methoden der Umsetzung zu überlegen, didaktische Problemstellungen zu lösen und begründet Medien und Mittel auszuwählen. Darüber hinaus können sie Fähigkeiten, eine Gruppe zu leiten und Gruppenprozesse zu steuern" lernen (Lamprecht u.a., 1990; S. 67).

Bedenkt man, dass die APrV heute über 12 Unterpunkte im Fach Grundlagen der Ergotherapie verfügt (1990 waren es fünf), ist einleuchtend, dass einige der genannten Punkte heute anderen Stellen zugeordnet werden.

Die Orientierung an der Bezugswissenschaft Pädagogik steht außer Frage. Diese zieht in ihren Fragestellungen, die um das Lehren und Lernen kreisen, Erkenntnisse und Modelle der Psychologie zu Rate. Von daher scheint in einem zweiten Schritt auch eine kurze Erläuterung einiger psychologischer Gedanken zum Lernen angebracht.

## 5.3 Die Bedeutung der Pädagogik für das Vermitteln und Anleiten

Pädagogische Konzepte sollten für die Anwendung in therapeutischen Situationen reflektiert und modifiziert werden. Dies gilt sowohl für grundlegende didaktisch-methodische Theorien und Modelle als auch für konkrete Handlungskonzepte.

## 5.4 Didaktik und Methodik – der Zusammenhang von Lehren und Lernen

„Die etymologische Wurzel des Wortes Didaktik liegt in dem altgriechischen Verb ‚didaskein'. Im historischen Kontext der klassischen griechischen Erziehung und Bildung kam dem Wort 'didaskein' eine doppelte Bedeutung zu: 1. Lehren und Unterweisen als Tätigkeit des Erziehers bzw. Lehrers und 2. die Tätigkeit des Educanden oder Schülers zu lernen bzw. sich belehren zu lassen."[2]
Unter Didaktik verstehen wir die Theorie des Lehrens und Lernens, die Methodik ist ein Teilgebiet der Didaktik – oft gleichgesetzt mit Unterrichtsmethodik. Sowohl der Therapeut als auch der Pädagoge hat zwei grundsätzliche Möglichkeiten: Er geht

---

2 Kron, Friedrich W.: Grundwissen Pädagogik. 4. Aufl. München Basel, E. Reinhardt, 1994, S. 328 ff

mit Leitfragen an die Situation heran, oder er greift auf bekannte Vorstrukturierungen ähnlicher Situationen zurück. In der Ausbildung kommt es darauf an, beide Vorgehensweisen als gleich wichtig anzusprechen.

## 5.5 Eine Situation mit Leitfragen strukturieren

Vor der Situation stellen sich die folgenden Fragen – die Antworten wirken direkt auf die Planung ein.
Wie will ich vermitteln?
Hier geht es um die Auswahl der Lernart, der Informationsweise und um die erste grobe Zeitplanung. Werde ich etwas vormachen und den Klienten zur Nachahmung auffordern, werde ich verbal, schriftlich, mit Bildkarten oder Probestücken instruieren oder werde ich schon Bekanntes übend vertiefen, werde ich bestimmte Sinneskanäle bevorzugen, werde ich mich vor, hinter oder neben den Klienten stellen, in wie viele Einzelschritte werde ich die Handlung sinnvoll zerlegen, wie viel Zeit lasse ich für jeden Handlungsschritt.

Was will ich vermitteln?
In der Regel muss auch der Therapeut didaktisch reduzieren, d.h. es ist eine für den Klienten sinnvolle Auswahl zu treffen. Diese Auswahl folgt ebenfalls einer sachimmanenten Logik.

Wem will ich vermitteln?
Alle Planungsentscheidungen müssen einen sinnvollen Zusammenhang zum Klienten als lernende Person aufweisen, d.h. Alter, Geschlecht, Motivation, Lerntyp, etc., müssen hier Berücksichtigung finden.

Wozu will ich vermitteln?
Diese Leitfrage hat einen doppelten Einfluss auf das Planen von Anleiten und Vermitteln. Ihre erste Bedeutung ist sofort klar: Der vermittelte Inhalt muss einen klaren Zusammenhang zu den individuellen Zielen des Klienten aufweisen, z.B. ich vermittle einer Rheumapatientin Regeln des Gelenkschutzes und ein Übungsprogramm zum Trainieren der Beweglichkeit und Kraft der Finger.

Die zweite Bedeutung wird in der Pädagogik als der Zusammenhang von Methodik und Didaktik erläutert. Die Zielfrage (wozu?) muss auf die methodische Frage (wie?) derart einwirken, dass sie – wo immer dies nötig ist – die Methodik bestimmt bzw. moduliert. Wenn das übergeordnete Ziel die Selbständigkeit und Handlungsfähigkeit eines Menschen ist, darf die Methodik nicht eine schulmeisterlich-belehrende, aber auch nicht eine kleinschrittig-instruktive sein, sondern muss den Prozess des Selber-Lernens unterstützen.

## 5.6 Eine Situation anhand vorgegebener Schemata strukturieren

Laut Meyer sind Unterrichtsmethoden „die Formen und Verfahren, in und mit denen sich Lehrer und Schüler die sie umgebende natürliche und gesellschaftliche Wirklichkeit unter institutionellen Rahmenbedingungen aneignen."[3]

Laut Becker „bestehen Methoden aus immer wiederkehrenden Verhaltensmustern des Lehrers, die auf verschiedene Fachgebiete angewandt werden können, die für mehr als einen Lehrer charakteristisch und die für das Lernen relevant sind". Methoden, also auch Therapiemethoden, sind Lehr-Lern-Strategien, z.B. entdecken-lassend oder expositorisch, induktives oder deduktives Vorgehen.[4]
Beide Autoren geben eine Fülle von Hinweisen für den gesamten Aufgabenbereich des Lehrers jenseits des rein fachlichen Durchdringens seines Lerngegenstandes. Insgesamt sollen sie ihm bei der Aufgabe helfen, die Hilbert Meyer mit folgender Leitformel umreißt: „Methodisches Handeln des Lehrers besteht in der Inszenierung des Unterrichts durch die zielgerichtete Organisation der Arbeit, durch soziale Interaktion und sinnstiftende Verständigung mit den Schülern."[5]

Diese Leitformel lässt sich auf die Therapie übertragen: Die zielgerichtete Inszenierung der Therapie in sozialer Interaktion ist die Aufgabe des Therapeuten, dabei muss er ständig von der Frage geleitet sein, ob seine Handlungen und Planungen sinnvolles und bedeutungserfülltes Handeln des Klienten ermöglichen.

Unabhängig von der jeweiligen Wahl der Begriffe und deren recht unterschiedlicher Definition bewegen sich die didaktisch / methodischen Hilfestellungen von einer *obersten* Ebene grundsätzlicher Überlegungen und Entscheidungen zu Unterrichtsprinzipien über die *mittlere* Ebene, wie z.B. Wahl der Sozialform des Unterrichts, auf die *untere* Ebene der einzelnen Handlungssituation.

Die Einteilung des Unterrichts in immer wiederkehrende Sequenzen (nennen wir sie Lehr-Lern-Folgen, Artikulationsschemata, Stufen oder Phasen) ist so alt wie die Didaktik selber. (vgl. H. Meyer, S. 156 ff)

Solche „Sequenzen in Oberbegriffen" lassen sich auf die Therapie und dort auf die Planung von Anleiten und Vermitteln übertragen (z.B. Vormachen – Nachmachen). Das spezifische Vorstrukturieren in einem solchen Schema bietet Sicherheit für die Vermittlungssituation. Wie bei der Unterrichtsplanung gilt aber auch hier: Nicht jede Anleitungssituation kann oder sollte nach dem gleichen Schema ablaufen, sondern muss individuell auf den jeweiligen Klienten abgestimmt sein.
Ein mögliches Artikulationsschema für die therapeutische Situation:

---

3 ebd. S. 45

4 Becker, Georg E.: Planung von Unterricht - Handlungsorientierte Didaktik Teil I., Weinheim und Basel Beltz, 1987. S. 158

5 Meyer, Hilbert: Unterrichtsmethoden. I: Theorieband. 2. Aufl. Frankfurt a.M. Scriptor, 1988. S. 21

Interaktion / Kontakt aufnehmen – Interesse wecken – Begegnung mit dem Material – Auswahl einer Tätigkeit – vormachen / ausprobieren lassen / erklären – tätig sein / üben – besprechen

Sofern die Anleitungssituation gleich zu Beginn der Therapieeinheit stehen sollte, ist der erste Schritt das Herstellen des Kontaktes. Das Wecken des Interesses kann klientenorientiert sehr unterschiedlich aussehen, ist aber als Schritt unverzichtbar. Die Begegnung mit dem Material und / oder der Aufgabe bzw. Tätigkeit kann sich in einem Spektrum zwischen Materialerfahrung mit geschlossenen Augen bis zur kurzen verbalen Darstellung bewegen. Der folgende Schritt beinhaltet die Lernform, die der Therapeut für diese spezifische Situation ausgewählt hat. Anschließend, bzw. mit diesem Schritt wechselseitig verschränkt, beginnt die eigentliche Tätigkeitsphase des Klienten (z.B. Ausmalen einer Fläche in einer neuen Technik etc.), das Lernen einer neuen bzw. das übende Verbessern einer bereits erworbenen Fertigkeit. In einer Besprechung wird das Erreichte betrachtet und ausgewertet.

## 5.7 Anregungen für das Anleiten und Vermitteln aus der Lernpsychologie

Da die Pädagogik seit langem in einigen ihrer Teilgebiete Erkenntnisse aus der Psychologie nutzt – und hier sind sowohl das Gebiet des Lernens als auch das der Entwicklung zu nennen – sind bereits einige Anregungen aus der Psychologie in die bisherige Darstellung eingeflossen.
„Ist es nun aber so, dass wir über Lernen noch keinerlei oder nur unzureichende Kenntnisse haben? Keineswegs! Vielmehr liegt eine kaum noch zu überbietende Fülle von Forschungsansätzen und Einzeldaten vor, die es dem praktizierenden Lehrer / Dozenten äußerst schwer macht, aus dieser Forschung praktische Folgerungen für seine Lehrtätigkeit zu ziehen.“[6]

Was Döring hier für Lehrer und Dozenten in der Erwachsenenbildung herausstreicht, gilt ähnlich für den Bereich der Vermittlung und Anleitung in der Therapie. Die Folgerungen aus den verschiedenen Lerntheorien sind bei weitem nicht so eindeutig, dass sich die Gestaltung therapeutischer Situationen direkt aus ihnen ableiten ließe. Alle Erkenntnisse der Lernpsychologie müssen kritisch hinterfragt und auf ihre Brauchbarkeit für den Therapieprozess hin untersucht werden.
Döring unterteilt das Gesamtbild der Lerntheorie in drei Bereiche:

- Lernen als Verhaltensänderung
- Lernen als Problemlösungs- und Behaltensleistung
- Lernen als Informationsverarbeitung

6 Döring, Klaus W.: Lehren in der Weiterbildung: Ein Dozentenleitfaden. 5. Aufl. Weinheim Deutscher Studien Verlag, 1995. S. 102

Darüber hinaus gibt es zahlreiche vermittelnde Positionen und Integrationsversuche. (Hierzu zählt er z.B. das Konzept des Beobachtungslernens nach Bandura).

Wichtig und für unseren Zusammenhang nützlich erscheint, dass Döring diese unterschiedlichen Konzepte nicht als nebeneinander stehend betrachtet, sondern die neueren Konzepte zum informationsverarbeitenden Lernen als Weiterentwicklung der älteren betrachtet und aus dem Gesamtbild thesenartige Schlussfolgerungen ableitet, die „für das didaktische Handeln wichtig und für das Verständnis eines optimalen Lernens [...] unerlässlich sind".

Diese Thesen werden im Folgenden gekürzt wiedergegeben und – wo nötig – für die Therapiesituation modifiziert.

Der angebotene Unterrichtsstoff / Therapieinhalt sollte – wenn möglich – über mehrere verschiedene Eingangskanäle angeboten werden, um verschiedene Lerntypen anzusprechen und beim Einzelnen eine gute Verankerung im Langzeitgedächtnis zu erreichen.
Je nach Lerntyp oder Behinderungsart bzw. Einschränkung des Klienten hat der Therapeut geeignete Eingangskanäle für die Vermittlung seiner Inhalte auszuwählen. Um einer drohenden Überforderung bzw. Reizüberflutung entgegenzuwirken, sollte der Therapeut die verschiedenen Kanäle dosiert und ggf. nacheinander ansprechen. Unter Berücksichtigung einer guten hormonellen Grundlage (Stress) für die Verarbeitung von Information sollte eine Balance zwischen „Hoffnung auf Erfolg" und „Furcht vor Misserfolg" hergestellt werden. In jeder Situation sollte sich der Therapeut der Wirksamkeit motivationspsychologischer Parameter und der jeweils individuell unterschiedlichen Ausprägung bewusst sein und sein Anleitungshandeln daran orientieren. In der Therapie geht es weniger um eine Balance zwischen Furcht vor Misserfolg und Hoffnung auf Erfolg. Wichtiger ist es, die Hoffnung auf Erfolg als motivierenden Faktor einzusetzen.
Für Spannung zu sorgen mit Hilfe eines gewissen Anforderungsniveaus, kann Bestandteil der Therapie sein. Gleichzeitig muss sorgfältig darauf geachtet werden, Überforderung und damit Frustration zu vermeiden.

## 5.8 Die Selbstaneignung von Lerngegenständen ermöglichen, das Lernen lernen

Wo immer dies möglich ist, sind den Klienten Kompetenzen zu vermitteln, die es ermöglichen, außerhalb der Therapie eigenständig neue Fähigkeiten und Fertigkeiten aufzubauen.

Tätige Auseinandersetzung ermöglichen: Die Grundlage aller menschlichen Lern- und Denkprozesse, die zur Aufnahme und Verarbeitung von Informationen führen, ist die tätige Auseinandersetzung mit der Umwelt in äußeren und inneren Handlungen. Damit kommt im Lehrgeschehen der Schaffung von Situationen, in denen sich die Teilnehmer aktiv auseinander setzen können, größte Bedeutung zu.

Überblick über den Lerngegenstand verschaffen: Jeder Therapeut hat in seiner Therapie dafür zu sorgen, dass der Klient über den therapeutischen Prozess informiert ist. Das beinhaltet, dass er die Ziele mitbestimmt, dass er einen Überblick über die Therapieinhalte erhält und in Grundzügen über die Methoden informiert ist.

Im Rahmen des Unterrichtes in Grundlagen der Ergotherapie, Thema „Vermitteln und Anleiten" kann es natürlich nur um ein Anreißen dieser Thematik gehen. Allenfalls eine „kognitive Landkarte" kann an dieser Stelle vermittelt werden, die dann in weiteren Fächern mit „Städtenamen, Straßen, Flüssen und Gebirgen" – um im Bild zu bleiben – anzureichern ist.

Diese Prinzipien können in unterschiedlicher Ausprägung zur Anwendung kommen, je nachdem, ob es sich um eine verbale, schriftliche, visuelle oder sonstige Anleitungssituation handelt.

Für alle gleichmäßig gilt jedoch die Beachtung der sog. „Verständlichmacher":

- Einfachheit
- Ordnung, Strukturiertheit
- Prägnanz
- zusätzliche Stimulanz.

**Literaturangaben**

Siehe Fußnoten in der Sachanalyse.

# 6 GRUNDLAGEN THERAPEUTISCHER ARBEIT MIT GRUPPEN

## Bedeutung des Themas

**Gegenwartsbedeutung:**
Es ist davon auszugehen, dass die bisherigen Erfahrungen der Schüler in und mit Gruppen eher unsystematisch und unreflektiert waren. Der Inhalt dieses Themas ermöglicht eine Auseinandersetzung mit den Verhältnissen in der eigenen Ausbildungsgruppe und kann sich unmittelbar auf die Dynamik dieser Gruppe auswirken. Die Schüler können dort voraussichtlich Gruppenprozesse besser einordnen, verstehen und bewerten.
In der praktischen Ausbildung werden die Schüler an die Arbeit mit Klientengruppen herangeführt und müssen die Leitung von Therapiegruppen übernehmen. Auf diese Aufgabe werden sie durch den systematischen Kenntniserwerb und die Eigenerfahrungen in diesem Unterricht vorbereitet.

**Zukunftsbedeutung:**
Die Arbeit mit Gruppen ist bei bestimmten Indikationen, besonders unter psychosozialer Zielsetzung, unverzichtbarer Bestandteil der Ergotherapie. Ergotherapeuten müssen in der Lage sein, selbständig therapeutische Gruppenarbeit einzusetzen, d.h. zum einen Gruppen zu organisieren, zu strukturieren, zu leiten und auszuwerten. Zum anderen müssen sie Indikationen zur Gruppentherapie kennen und die Gruppenfähigkeit von Klienten einschätzen können.

**Exemplarische Bedeutung:**
Der Inhalt dieses Unterrichts kann exemplarisch Übungsfeld für die Technik der Metakommunikation sein. Der bewusste Umgang mit Selbst- und Fremdwahrnehmungsprozessen kann erfahren werden. Eine Sensibilisierung für die Personenwahrnehmung findet statt.
Die hier erworbenen Kenntnisse, Erfahrungen und Fähigkeiten sind auf andere Gruppenprozesse übertragbar (z.B. Team).

THEMA: **6 Grundlagen therapeutischer Arbeit mit Gruppen**
REIHENTHEMA: **6.1 Bedeutung von Gruppen in der Therapie**
RICHTZIEL: Die Schüler sollen erkennen, dass Gruppentherapie immer dann einen hohen Stellenwert hat, wenn es darum geht, den Klienten Erfahrungen unter sozialen oder interaktionellen Zielsetzungen zu ermöglichen.

| Inhalt | Ziele<br>Der Schüler soll ... | Selbstaktualisierung | Verweis |
|---|---|---|---|
| 6.1.1 Unterschied zwischen Einzel- und Gruppensituationen<br>Unterschied zwischen pädagogischer und therapeutischer Orientierung von Gruppentherapie<br>Lern- und Erfahrungsmöglichkeit in Gruppen | - erste Erkenntnisse gewinnen über Lern- und Erfahrungsmöglichkeiten in Gruppen. | | |
| 6.1.2 Grundannahmen zur Wirksamkeit von therapeutischen Gruppen | - erkennen und erklären, welche Kompetenzen durch Gruppentherapie gefördert werden können. | | Hagedorn: Ergotherapie – Theorien und Modelle, Seite 82 ff |
| 6.1.3 Indikationen für Gruppentherapie | | | |

THEMA: **6 Grundlagen therapeutischer Arbeit mit Gruppen**
REIHENTHEMA: **6.2 Leitung von Gruppen**
RICHTZIEL: Die Schüler sollen Aufgaben und Möglichkeiten der Gruppenleitung erkennen.

| **Inhalt** | **Ziele**<br>**Der Schüler soll ...** | **Selbstaktualisierung** | **Verweis** |
|---|---|---|---|
| 6.2.1 Funktionen des Leiters in Gruppen z.B.<br>- Planung des Ablaufs (besonders Anfang- und Endphase)<br>- Zusammenfassung von Themen<br>- Hilfestellung bei Konfliktlösungsprozessen<br>- Gewähren von Unterstützung und Schutz<br>- Beobachten der Gruppenteilnehmer | - die Aufgaben des Gruppenleiters kennen und ihre Bedeutung für den therapeutischen Prozess verstehen. | | Beobachtung, Gruppendiagnostik, Prozessanalyse sollte in Sozialwissenschaften behandelt worden sein. |
| 6.2.2 Gruppenstrukturen aus dem Blickwinkel von<br>- Sozialformen: Einzelarbeit, Partnerarbeit, Gruppenarbeit<br>- Produktionsformen: arbeitsteilig, arbeitsgleich, seriell<br>- Lenkungsdimension | - die Begriffe kennen.<br>- die Bedeutung der gegebenen Dimensionen verstehen. | | |
| 6.2.3 spezielle Gruppenformen (z.B. Projektgruppe)<br>- Leitungsaufgaben<br>- Organisation<br>- Zielausrichtung | - orientiert an Behandlungszielen die Verknüpfung von Leitungsaufgaben und Organisationsstrukturen als ein komplexes Gefüge verstehen und exemplarisch anwenden. | | siehe auch: therapeutische Rolle<br>Ruth Cohn: TZI |

# Sachanalyse

## 6 Grundlagen therapeutischer Arbeit mit Gruppen

### 6.1 Bedeutung von Gruppen in der Therapie

„Der Mensch ist zeit seiner historischen und individuellen Existenz darauf angewiesen, Mitglied einer ihn bergenden Gruppe zu sein“ (Battegay, 1973, S. 16). Fragen der Sozialisation in Primär- und Sekundärgruppen und der Dynamik von Gruppenprozessen spielen deshalb in der Ergotherapie eine wichtige Rolle.
Da grundlegende Prozesse, Strukturen und Funktionen sowohl in therapeutischen als auch anderen sozialen Gruppen vergleichbar sind, werden diese gleich anhand therapeutischer Gruppen dargestellt.

Unter Gruppe versteht man ein meist aus einer kleineren Zahl von Individuen bestehendes soziales Gebilde, dessen Mitglieder differenzierte, ihren Bedürfnissen und Zielen entsprechende Rollen übernehmen und die in einer gefühlsbesetzten und verstandesorientierten Beziehung zueinander stehen. Gruppen vermitteln durch ihre Struktur, Dynamik und Abgeschlossenheit ein Gefühl der Zusammengehörigkeit und der Geborgenheit. Menschen verhalten sich in einer Gruppe anders, als wenn sie auf sich allein gestellt sind, und auch anders, als wenn sie nur mit einem Partner interagieren.

Klienten in der Ergotherapie haben zum Teil wegen ihrer Erkrankung Probleme, sich in die Gruppe zu integrieren. Andere können als Folge ihrer Erkrankung oder Behinderung nicht mehr in der gewohnten Form in ihrer sozialen Gruppe leben. Ergotherapie hat die Erfahrung gemacht, dass Menschen mit unterschiedlichen Störungsbildern in Gruppen neue Kommunikations- und Handlungsmuster erwerben können.

Die Gruppe ist nach Battegay (1973) der Hintergrund, auf dem der Mensch „Gestalt“ annehmen kann. An der Reaktion der Mitmenschen in der Gruppe kann sich der Mensch selbst erkennen. Er kann sich nur dort verwirklichen, wo er mit einer Umwelt, die an seinem Verhalten und an seinen Äußerungen und Reaktionen Anteil nimmt, verbunden ist. Wäre der Mensch nur auf sich allein gestellt, ohne ein ihn umgebendes, gruppenstrukturierendes Beziehungssystem, würden menschliche Leistungen im Nichts verpuffen.
Auch in seinem Kranksein ist der Mensch nicht nur Individuum, sondern gesellschaftsbezogenes Wesen, das auf eine Mitgliedschaft in Gruppen angewiesen ist. Der Mensch erlebt Anforderungen, die er oft alleine nicht mehr bewältigen kann und ist deshalb auf die Mithilfe von Einzelnen und Gruppen angewiesen.
Ob in einer Gruppe zusammengefasste Individuen mehr erreichen können als der Einzelne, ist davon abhängig, inwieweit ein gesundes Gleichgewicht innerhalb des Kollektivs besteht und ob die Gruppe als Gesamtes auf eine gemeinsame Mitte, einen gemeinsamen Nenner ausgerichtet ist. Die Gruppe als Ort der Begegnung im

therapeutischen Kontext hat nach Meinung Battegays einen besonderen Wert, weil die Beziehungen von Mensch zu Mensch lockerer geworden sind und die Individualisierung immer öfter auch Vereinzelung und Isolierung zur Folge hat. (vgl. Richter, 1972)
Der Ausdruck Gruppendynamik wurde zum ersten Mal 1939 von Kurt Lewin eingeführt. Gruppendynamik ist danach als Bezeichnung definiert worden für die in Gruppen hervorgerufenen Kräfte, die ihre Wirkung nach innen und nach außen zeigen.

Im Verlauf von Forschungen über Gruppenphänomene entwickelte sich ein interdisziplinäres Forschungsgebiet (Sozialpsychologie, Tiefenpsychologie, Soziologie, Pädagogik). Der ursprüngliche Ansatz von Lewin bestand darin, dass er durch Untersuchung von verschiedenen Unterrichtsstilen in Schulen herausfinden wollte, welche Faktoren bei der Ausbildung von demokratischen Lehrern wichtig sind.

Die pädagogische Interaktion ist nach Brezinka (1985) eine Teilmenge sozialer Interaktionen, die sich in erzieherischen Situationen abspielt. Er bezieht sich auf gruppendynamische Prozesse in der Kindheit und Jugend. Der Gruppenleiter steht in einem hierarchischen Verhältnis zur Gruppe. „Die Teilnahme an sozialer Gruppenarbeit soll älteren Kindern und Jugendlichen bei der Überwindung von Entwicklungsschwierigkeiten und Verhaltensproblemen helfen. Soziale Gruppenarbeit soll auf der Grundlage eines gruppenpädagogischen Konzepts die Entwicklung älterer Kinder und Jugendlicher durch soziales Lernen in der Gruppe fördern." (vgl. BGBl. I, S.1163). Die Methode und sozialpädagogische Didaktik setzen hier bewusst die kleine, überschaubare Gruppe als Mittel der Erziehung bzw. Sozialisationshilfe ein – u.a. beruht die sozialarbeiterische Methode dabei auf einer gezielten Beeinflussung des Gruppenprozesses.

Pädagogisch orientierte Gruppenprozesse bei Erwachsenen unterscheiden sich in verschiedenen Aspekten (vgl. Mader und Weymann, 1975) von Gruppenprozessen bei Kindern. Erwachsene bringen eine lange und komplexe Lerngeschichte mit. Sie haben vielfältige Erfahrungen gemacht und spezifische Einstellungen und Verhaltensmuster entwickelt. Erwachsene haben auf der Grundlage ihrer Erfahrungen eine mehr oder minder starke persönliche Identität entwickelt, sie haben Vorstellungen von dem, wer sie sind und was sie sein wollen. Hier geht es nicht um Erziehung, sondern um Erkenntnisgewinn.

Der Leiter einer Gruppe muss sich hier als jemand verstehen, der sich zur methodischen Beratung oder Anleitung zur Verfügung stellt, zur Wissensbereitstellung als Experte, zur Konfliktberatung und zum Erfahrungsaustausch (vgl. Meuler, 1991). Dabei wird davon ausgegangen, dass es sich bei dem Geschehen um einen Lehr-/Lernprozess handelt, an dem beide Partner symmetrisch beteiligt sind.

Ziel therapeutischer Gruppen ist die Einsichtsförderung, die Reifung (im Sinne von persönlicher Reife) und die Entfaltung des Menschen (vgl. Battegay, 1973; Mosey, 1986). Die therapeutische Gruppe ist auf die Erhellung von Konflikten und Problemen sowie auf Verhaltenskorrektur durch soziales Lernen ausgerichtet. Charakteristisch ist: Der

Therapeut gestaltet die Situation nicht leiterzentriert sondern gruppenzentriert, d.h. er verhält sich so weit wie möglich zurückhaltend und regt zum Reflektieren an.

Die therapeutische Gruppe hat nach Battegay verschiedene Funktionen:
1. Wir-Funktion
Die Gruppe vermittelt die Möglichkeit, ein beziehungsloses „Mengen-Dasein“ in ein kommunikatives Gruppendasein zu überführen (vgl. Battegay, 1973). Menschen werden so mehr oder weniger gezwungen, soziale Fähigkeiten zu aktivieren und mit anderen in Interaktion zu treten, zu einem Wir zu finden.

2. Feed-back-Funktion
In einer Gruppe werden die Reaktionen anderer als Rückkoppelung auf das eigene Verhalten erlebt. Das Individuum kann erfahren, wie es auf andere wirkt und welche Reaktionen es bei anderen hervorruft. Durch den Rückkoppelungsprozess erhält das Individuum die Möglichkeit, eigenes Verhalten besser wahrzunehmen und zu kontrollieren und damit auch selbst in der Gruppe wirksam zu sein. So reguliert sich die Gruppe durch wechselseitige Interaktion und entsprechende Rückkoppelungsprozesse selbst. Dabei hat jede Verhaltensweise und Verhaltensänderung des Einzelnen Auswirkungen auf das Gruppengeschehen.

3. Gefühlsverstärkende Funktion
Durch die wechselseitige Beeinflussung kommt es zu einem Kreisen der Emotionen in der Gruppe. Emotionale Äußerungen von Einzelnen führen zu Affekten bei anderen. Die in der Gruppe entstehenden Gefühle werden auf diese Weise verstärkt. Sie können mitunter so stark werden, dass es zu einer regelrechten Affektaufladung kommt, die auch Gefahren mit sich bringt (emotionale Aufschaukelung). Manchmal ermöglicht aber erst die Verstärkung ein emotionales Erleben.

Ähnlich formuliert Mosey Grundannahmen zur Wirksamkeit von Gruppen: Durch das Geschehen in Gruppen werden alle Elemente angesprochen, die benötigt werden, um Veränderungen von Verhalten zu fördern. Die Gruppe dient als Vehikel, um Angst zu reduzieren, und als ein Setting, in dem Realität getestet werden kann. Sie ermöglicht Feed-back bezüglich des Verhaltens, Informationen über Alternativen, die in Erwägung gezogen werden können; sie verstärkt positives und führt zur Vermeidung von negativem Verhalten. Die Gruppe bietet Möglichkeiten für neue Erfahrungen und unterstützt die Entwicklung eines breiteren Repertoires an Wissen und Fertigkeiten, die gebraucht werden, um ein Leben in der Gesellschaft zu bewältigen. – Das übergeordnete Ziel von Gruppentherapie ist die persönliche Entwicklung.

## 6.2 Leitung von Gruppen

Die Strukturen einer Gruppe bilden die Grundlage für therapeutische Interventionsprozesse. Der Therapeut nimmt dabei Einfluss auf Elemente der Gruppenstruktur, so dass die Gruppe zum therapeutischen Instrument wird. Elemente dieser Strukturen sind:

- Gruppenentwicklung
- Gruppenrollen
- Gruppenziele
- Kommunikationsformen

Der Therapeut hat, auch wenn er nicht unmittelbar in die Gruppe integriert ist, eine Schlüsselrolle. Um als Therapeut effektiv sein zu können, muss er seine eigenen Wertvorstellungen über Menschen und Persönlichkeiten reflektieren, darüber nachdenken, was seine Ziele rechtfertigt, wo die Rechte des Einzelnen enden und die Rechte der Gesellschaft bzw. der anderen Gruppenmitglieder beginnen.
Der Therapeut ist verantwortlich für die Auswahl und die Vorbereitung der Mitglieder einer Gruppe. Von dieser Verantwortung ist er auch dann nicht entbunden, wenn ihm Klienten verordnet werden. Während des gesamten Therapieprozesses ist es die übergeordnete Aufgabe des Therapeuten, zerstörende Aggression der Gruppenmitglieder zu verhindern und Gruppenzwang und Gruppendruck zu mindern bzw. bewusst zu machen und ein variables soziales System zu erhalten.
Der Therapeut muss eine beständige positive Beziehung zu der Gruppe aufbauen, die gekennzeichnet ist durch Beteiligtsein, Akzeptanz, Echtheit und Empathie. Idealerweise stellt der Therapeut eine Umgebung bereit, in der jeder Einzelne seine Fähigkeiten nutzen kann und sich geschützt fühlt, so dass er sich auf seinem eigenen Weg entwickeln kann, ohne die Entwicklung der anderen Gruppenmitglieder zu behindern.
Die Entwicklung einer Gruppe verläuft in verschiedenen Phasen mit unterschiedlichen Charakteristika. Ein Therapeut muss sich auf die jeweilige Phase einstellen und sein Verhalten danach ausrichten. Er muss berücksichtigen, dass die Phasen in gewissem Umfang variabel sind, sie können sich überlappen, die Gruppe kann zeitweise in frühere Phasen zurückfallen.

Zu den einzelnen Phasen:
a. Orientierungsphase
Das Verhalten eines Individuums in der Gruppe ist geprägt durch die Erwartungen, die es an die Gruppe hat. Wenn seine Erwartungen nicht erfüllt werden, ist es weniger in das Geschehen involviert und wird von der Gruppe weniger profitieren. Deshalb ist es die erste Aufgabe des Therapeuten, den Gruppenmitgliedern zu helfen, realistische Erwartungen an die Gruppe zu finden. Mosey sagt, dass die Vorbereitung des Klienten für den Eintritt in eine Gruppe ein wichtiges Element der Therapie ist. Dabei wird der Klient über die Gruppe informiert, positive und negative Aspekte werden erörtert, und dem Klienten wird die Gelegenheit gegeben, seine eigenen Vorstellungen über seine Beteiligung in der Gruppe zu formulieren. Je besser ein Klient über das Ziel und den Zweck seiner Teilnahme an einer Gruppe informiert ist, umso mehr kann er sich aktiv beteiligen.
Während der Anfangsphase sollte der Therapeut Strukturen vorgeben, die Sicherheit bieten, ohne dass er die Führung übernimmt. In dieser Phase ist es wichtig, dass der Therapeut mit der Gruppe gemeinsam Rahmenbedingungen, Vorgehens- und Verhaltensweisen vereinbart und zwar in der Weise, dass genügend Orientierungs- und Verhaltenssicherheit gegeben ist, die Regeln aber so weit offen sind, dass die Gruppe sie verändern kann.

b. Phase der Rollen- und Normenfindung

In dieser Phase gerät die Gruppe in Bewegung; Rollen, Positionen und Status werden ausgehandelt oder erkämpft. Es entstehen Normen. Ein Verstoß dagegen wird von der Gruppe sanktioniert. In dieser Phase ist die Gruppe relativ unzufrieden und in viele divergierende Entscheidungsprozesse eingebunden. Der Unwille der Gruppe richtet sich oft gegen den Leiter. Gruppenaufgaben werden leicht missverstanden, und es gibt Probleme in der Ausführung von Aufgaben. Mosey meint, dass es in dieser Phase sinnvoll sei, die Aufmerksamkeit der Gruppe auf deren Ziele und Erwartungen zu lenken, bevor man die Unzufriedenheit der Gruppe thematisiert. Wenn die Aufmerksamkeit zu früh auf die Unzufriedenheit gelenkt wird, könnte die Gruppe verleugnen, dass es überhaupt Probleme innerhalb der Gruppe gibt.

Auch die Rollen, die die Mitglieder innerhalb der Gruppe einnehmen, sollten diskutiert werden unter dem Aspekt, wie produktiv diese Rollen für die Gruppe, den Gruppenzusammenhalt bzw. die Gruppenaufgabe sind. Dabei ist es wichtig, auf die Erkenntnis hinzuarbeiten, dass auch vordergründig negative Rollen für die Gruppe eine produktive Funktion haben können (vgl. Antons, 1992, S. 307). Informationen über die Dynamik der Gruppenprozesse können den Teilnehmern mitunter Hoffnung auf „bessere Zeiten" zur Verfügung stellen.

c. Phase der Produktivität

In dieser Phase haben die Gruppenmitglieder ihre Positionen gefunden und können sich ganz der Arbeitsaufgabe zuwenden. Aber selbst in dieser meist positiven Phase der Gruppeninteraktion tauchen einige Schwierigkeiten auf. Eine Reflexion darüber, was wie bewältigt wurde, ist an dieser Stelle sinnvoll. Der Therapeut sollte hier die Gruppenmitglieder darin unterstützen, selbständig zu agieren und selbständig Entscheidungen zu treffen.

d. Zielphase

Am Ende vieler Gruppenprozesse steht das Erreichen eines Ziels. In manchen Gruppen soll das Ziel innerhalb einer festen Zeit erreicht werden. In anderen Gruppenaktivitäten ist das Ziel mit der Realisierung eines geplanten Vorhabens erreicht. In den Gruppenprozessen, die an eine Zeit gebunden sind, hat der Therapeut die Aufgabe, die Gruppe zur Einhaltung der Regelungen zu motivieren; in den zeitunabhängigen Prozessen ist es seine Aufgabe, mit Unterstützung der Gruppe festzustellen, wann die Aufgabenstellung als gelöst gilt.

Die Beendigung von Gruppen ist fast immer mit der Thematik von Abschied und Trennung verbunden. Die Gruppenmitglieder empfinden oft einen Verlust und haben Probleme, Abschied zu nehmen. Hier ist es die Aufgabe des Therapeuten, den Trennungsprozess zu begleiten und der Gruppe zu helfen, positive und negative Gefühle zu formulieren bzw. die Gefühle zu ordnen. Der Therapeut sollte die Gruppenmitglieder auch auf neue Erfahrungen vorbereiten, die künftig im Raum stehen; dies kann dadurch geschehen, dass die Gruppe auf ihre gemachten Erfahrungen zurückblickt und daraus Rückschlüsse zieht.

Ein Therapeut, der um die optimale Beteiligung seiner Gruppenmitglieder bemüht ist, ermutigt zur Rollendifferenzierung innerhalb der Gruppe. Um die Einnahme verschiedener Rollen anzuregen, hält sich der Therapeut selbst zurück und ist nicht

Mitglied der Gruppe. Er nimmt nur insofern am Gruppengeschehen teil, als es für den Fortbestand der Gruppe notwendig erscheint. Dieses Verhalten ermuntert die Gruppenmitglieder, selbst Verantwortung zu übernehmen, die Notwendigkeit der Übernahme verschiedener Rollen zu erkennen und mit verschiedenen Rollen zu experimentieren. Um die Rollenflexibilität zu erhöhen, stehen auch weitere Mittel zur Verfügung wie z.B.

- Diskussion über die verschiedenen Rollen der Gruppenmitglieder und ihre Funktion für den Erhalt oder die Entwicklung der Gruppe sowie das Verhalten, das die einzelnen Rollen produzieren.
- Zeitweilige Bestandsaufnahme der Gruppe durch die Gruppenmitglieder über die Rollen, die momentan in der Gruppe besetzt sind, und über den Bedarf an anderen Rollen.
- Beobachtung der eigenen Gruppe aus einer distanzierteren, nicht beteiligten Position, um das Geschehen besser von außen sehen zu können.

Klienten nehmen Strukturen, Prozesse, Funktionen von Gruppen und Rollen in Gruppen im Allgemeinen auf der konkreten Ebene von Aufgaben, Anforderungen, Handlungen und Verhaltensweisen wahr und müssen auch auf dieser Ebene angesprochen werden.

In der gängigen Literatur finden sich unterschiedliche Phasenmodelle über Gruppenentwicklung, aus denen das Verhalten von Gruppenmitgliedern und die Konsequenzen für Leiter von Gruppen hervorgehen. Diese Modelle sind zum Teil gut geeignet, noch weitere Aspekte der Funktionen von Gruppenleitung herauszuarbeiten.

**Literaturangaben**


Antons: Praxis der Gruppendynamik. Göttingen 1992
Battegay: Der Mensch in der Gruppe, Band 1- 3. Bern, Stuttgart, Wien 1976
Bennis: Änderung des Sozialverhaltens. Stuttgart 1975
Brezinka: Allgemeine Erziehungswissenschaft. München 1985
Cohn: Lebendiges Lehren und Lernen. TZI macht Schule. Stuttgart 1997
Cohn: Von der Psychoanalyse zur themenzentrierten Interaktion. Von der Behandlung einzelner zu einer Pädagogik für alle. Stuttgart 1997
Ernsperger: Gruppendynamik und Didaktik in der Erwachsenenbildung. Stuttgart 1973
Fratzer/Jansen: Die Gruppe als Methode. Weinheim 1980
Langmaack/Braune-Krickau: Wie die Gruppe laufen lernt, 3.Auflage. Weinheim 1993
Lewin: Die Lösung sozialer Konflikte. Bad Nauheim 1948
Mader und Weymann: Erwachsenenbildung. Bad Heilbrunn 1975
Mosey: Psychosocial Components of Occupational Therapy. New York 1986
Richter: Die Gruppe: Hoffnung auf einen neuen Weg, sich selbst und andere zu befreien. Reinbek 1972
Volpel: Handbuch für Gruppenleiter/innen: Zur Theorie und Praxis der Interaktionsspiele, 7. Auflage. Salzhausen 1994
Yalom: Theorie und Praxis der Gruppenpsychotherapie, 5. Auflage. Stuttgart 1999

# 7 EINFÜHRUNG IN DIE KLIENTENZENTRIERTE GESPRÄCHSFÜHRUNG

## Bedeutung des Themas

**Gegenwartsbedeutung:**
Schon zu Beginn der Ausbildung wird von den Schülern eine Auseinandersetzung mit eigenen Wertvorstellungen und eigenem Menschenbild in Bezug auf die Beziehung zwischen Klient und Therapeut erwartet. Durch die Inhalte dieses Faches werden humanistische Werte an die Schüler herangetragen. Innerhalb des Klassenverbandes können sie Haltungen wie Empathie, Akzeptanz und Kongruenz entwickeln und in ihrer Wirkung erfahren. Diese Erfahrungen und ihre Reflexion sind Ausgangspunkt für die Arbeit mit Klienten.
In der praktischen Ausbildung sind die Schüler vor die Aufgabe gestellt, mit ihren Klienten und ggf. deren Angehörigen Gespräche zu führen, um die jeweilige individuelle Situation zu erfassen, den Klienten in seiner Selbstwahrnehmung zu unterstützen, aber auch in Kongruenz mit den eigenen Gefühlen auszuwählen, welche Gefühle oder Gedanken dem Klienten mitgeteilt werden sollen oder können, damit es zu einem erfolgreichen Interaktionsprozess kommen kann. Die praktische Ausbildung fordert von den Schülern auch, dass sie sich in Situationen oder in Empfindungen von Klienten einfühlen und die vom Klienten nicht ausgesprochenen Bedürfnisse wahrnehmen und ggf. verbalisieren können.

**Zukunftsbedeutung:**
In der Ausübung des Berufes gehört die Kompetenz zur Gesprächsführung zu den Basisqualifikationen eines Ergotherapeuten. Ohne die Fähigkeit, in kompetenter und auf den Klienten bezogener Weise Gespräche zu führen, sind eine umfassende Anamnese, eine Befunderhebung und eine gemeinsam mit dem Klienten abgestimmte Zieldefinition für die Therapie nicht möglich. In der Interaktion mit dem Klienten benötigt ein kompetenter Therapeut die Fähigkeit, das Gegenüber in seinem Sein zu akzeptieren, unabhängig von eigenen Wertvorstellungen oder Erwartungen. Er muss dafür über entsprechende Gesprächstechniken verfügen. Ohne empathisches Verhalten können viele Situationen der Therapie nicht gedeutet und somit der Klient auch nicht verstanden werden. Kongruenz ist nicht zuletzt zur Wahrung der eigenen Psychohygiene von Bedeutung und verhindert die Gefahr von Burn-out-Symptomatik ebenso, wie sie dazu beiträgt, dass der Klient Offenheit erfährt und somit Vertrauen gewinnen kann.
Eine personenzentrierte Ausrichtung wird auch in neueren ergotherapeutischen Modellen (CMOP) ins Zentrum gestellt.

**Exemplarische Bedeutung:**
Ein Verhalten im Sinne der personenzentrierten Gesprächsführung stellt ein Muster für eine grundsätzliche Haltung im Umgang mit Menschen dar. Sie erleichtert somit die Kommunikation und stützt einen toleranten Umgang, auch in anderen beruflichen Situationen.

**THEMA: 7 Einführung in die klientenzentrierte Gesprächsführung**

RICHTZIEL: Die Schüler sollen die Grundprinzipien der klientenzentrierten Gesprächsführung verstehen und anwenden können.

| Inhalt | Ziele<br>Der Schüler soll ... | Selbstaktualisierung | Verweis |
|---|---|---|---|
| 7.1 Gespräche mit Klienten und Angehörigen<br>- zum Erfassen einer Situation<br>- als Klärungshilfe für den Klienten<br>- zur Äußerung der Selbstbetroffenheit | - unterschiedliche Funktionen von Gesprächen erfassen und deren Bedeutung verstehen. | eigene Erfahrungen<br>eigene Erwartungen und Befürchtungen | siehe Sozialwissenschaften |
| 7.2 Konzept der personenzentrierten Gesprächsführung<br>- Persönlichkeitsmodell nach Rogers<br>- historische Entwicklung | - die historisch-philosophischen Einflüsse verstehen und die Entwicklung der klientenzentrierten Methode nachvollziehen.<br>- das humanistische Menschenbild am Beispiel von Carl Rogers kennen. | | |
| 7.2.1 Grundlegende Merkmale<br>- Kongruenz<br>- Akzeptanz<br>- Empathie | - die Merkmale als therapeutisch relevante Grundhaltung verstehen. | | siehe auch : therapeutische Rolle<br>Ruth Cohn: TZI |
| 7.2.2 Introspektion in eigenes Fühlen und Erleben | - für eigene Empfindungen sensibilisiert werden, sie differenzieren und verbalisieren.<br>- den gefühlsbezogenen Wortschatz erweitern. | | |
| 7.2.3 Praktische Anwendung<br>- Kongruenz | - die Gespräche und ihre Auswirkungen auf „Berater" und „Klienten" kritisch reflektieren, um sich selbst besser kennen zu lernen. | | |
| - Akzeptanz | - Gefühle, Wünsche und Einstellungen heraushören, sich mit deren Bedeutung für den Klienten auseinander setzen und diese erläutern. | | |
| - Empathie | - Gesprächsstörungen erkennen.<br>- als „Berater" zuhören, Empfindungen des „Klienten" wahrnehmen und implizierte Gefühle benennen. | | |

# Sachanalyse

## 7 Einführung in die klientenzentrierte Gesprächsführung

### 7.1 Vorbemerkung

Die klienten- oder personenzentrierte Orientierung in der Gesprächsführung stellt eine Form der Gestaltung zwischenmenschlicher Beziehungen dar, die sich seit der Begründung dieser Methode durch Rogers (ca. ab 1940) stetig weiterentwickelt hat. Im Mittelpunkt dieser Form der Gesprächsführung steht das Anliegen, persönliches Wachstum, das heißt notwendige Veränderungs- oder Anpassungsprozesse, zu fördern. Diese Orientierung geht von der Grundannahme aus, dass jedem Menschen ein Wachstumspotenzial eigen ist, das im Umgang mit anderen Personen freigesetzt werden kann. In der Beziehung zwischen Therapeut und Klient ist Voraussetzung, dass Therapeuten „ihr eigenes reales Sein, ihre emotionale Zuwendung und ein höchst sensibles, nicht urteilendes Verstehen in sich selbst erfahren, zugleich aber auch dem Klienten mitteilen“ (vgl. Rogers, 1991, S. 17).
Die klientenzentrierte Richtung ist von vielen Geistesströmungen gespeist. Sie wird der humanistischen Psychologie zugeordnet. Unter humanistischer Psychologie subsumieren sich Ansätze als so genannte dritte Kraft, die aus der Kritik der Psycho-analyse und dem Behaviorismus formuliert wurden, den in den 40er- und 50er-Jahren vorherrschenden Denkmodellen der Psychologie. Humanistisch orientierte Konzepte beinhalten Aspekte wie Autonomie und soziale Interdependenz, Intentionalität und Sinnesorientierung, Selbstverwirklichung, Ganzheit und Integrität (vgl. Pallasch, 1995).

Klientenzentrierte Gesprächsführung wurde von Rogers als nicht-direktive Beratung konzipiert. Zentrales Anliegen ist dabei, dass Situationen geschaffen werden, in denen sich der Klient sicher und geborgen fühlt, zu eigenen Erkenntnissen gelangt und eigene Entscheidungen treffen kann.
In den 50er-Jahren wurde der Ansatz erweitert und nunmehr als klientenzentrierte Gesprächstherapie bezeichnet. Ziel ist die Auseinandersetzung des Klienten mit seiner Gefühlswelt. Die Aufgabe des Therapeuten besteht darin, dem Klienten zu einer höheren Selbstwahrnehmung und Reflexion zu verhelfen. Hierfür wird die Realisierung der so genannten drei Basisvariablen des Therapeutenverhaltens – Kongruenz, Akzeptanz und Empathie – gefordert.
In den letzten Jahren wurde das Konzept von Rogers auch durch kognitive und handlungstheoretische Ansätze ergänzt und modifiziert (vgl. Pallasch, 1995; Schrödter, 1998).

Wesentliches Moment der klientenzentrierten Gesprächsführung ist das hinter dem Konzept stehende Menschenbild, das auch die ethische Haltung von Ergotherapeuten prägen sollte. Dieses Menschenbild wird anhand von Begriffen wie subjektive Realität, Aktualisierungstendenz, Selbstkonzept und Prozessorientierung gefasst.

Daraus werden die Haltungsanforderungen Wertschätzung, Echtheit und Einfühlung abgeleitet (vgl. Rogers, 1991; Pallasch, 1995).

Zwar stellt die klientenzentrierte Gesprächsführung auch ein Repertoire von Gesprächstechniken zur Verfügung (z.B. Spiegeln), in den aktuellen Veröffentlichungen wird u.E. zu recht darauf verwiesen, dass die mechanistische Anwendung dieser Techniken eher kritisch zu sehen ist.

Die hier aufgeführten Begriffe sollten im Unterricht von den Schülern nicht nur kognitiv verstanden werden. Es sollte Ziel sein, durch einen ethisch orientierten Diskurs Schüler zur Entwicklung dieser Einstellungen zu leiten. Dies schließt ein, dass es im Unterricht zur Einführung in die klientenzentrierte Gesprächsführung insbesondere um die Selbstwahrnehmung und Selbstaktualisierung geht.

## 7.2 Ebenen der Gesprächskompetenz im ergotherapeutischen Kontext

Als Ergotherapeut ist es oft notwendig, Gespräche zu führen. Es ist deshalb sinnvoll zu klären, welche Funktionen Gespräche im Kontext von Diagnostik, Intervention, Problemklärung und Beratung haben können.

In die Ergotherapie kommen Menschen, die von einer Verletzung, Störung, Erkrankung oder Behinderung betroffen sind. In dieser Situation definiert sich der Klient als therapiebedürftig, er erwartet eine Hilfestellung. Zumeist ist davon auszugehen, dass er an der Therapie freiwillig und motiviert teilnimmt. Dennoch fällt es dem Klienten häufig schwer, seine Probleme und Wünsche zu formulieren. Die klientenzentrierte Gesprächsführung ist eine Methode, um ihn dabei zu unterstützen.

Während der Therapie muss sich der Therapeut in die Situation und das Erleben des Klienten einfühlen und das therapeutische Verhalten entsprechend ausrichten. Dies kann er durch verbale Äußerungen zum Ausdruck bringen oder in seinem nonverbalen Verhalten zeigen.

In jedem Interaktionsgeschehen gilt es, eigene Gefühle wahrzunehmen sowie eine Unterscheidung zu treffen zwischen den eigenen Gefühlen und Denkmustern und denen der Klienten. Das vermindert die Gefahr der Projektion. So wird es besser möglich, den Klienten in seiner Selbstwahrnehmung zu unterstützen. Gesprächsführung ist auch ein Mittel, um die therapeutische Beziehung zu stabilisieren, die Motivation des Klienten zu erhöhen, Interventionen transparent zu machen und die Beratung des Klienten zu gestalten.

## 7.3 Die Arbeit mit Angehörigen

Bei der Behandlung eines Klienten ist die Einbeziehung seiner sozialen Netzwerke, insbesondere die Einbeziehung von Familienangehörigen oder unmittelbaren Bezugspersonen notwendig. Die Angehörigen sind oft in direkter Weise von den Folgen der Erkrankung betroffen, da sich dadurch neue Rollen und neue Anforderungen ergeben, Lebens- und Umweltbedingungen sich verändern und Informationsbedarf entsteht. Oft stehen den Angehörigen nicht die geeigneten Handlungsmuster zur Verfügung, um die neue Situation zu bewältigen. Es ist Aufgabe von Ergotherapeuten, den Angehörigen hier psychische Unterstützung zu bieten und geeignete Informationen und Handlungsorientierungen bereitzustellen. Dazu ist es notwendig, dass der Therapeut sich ein Bild von den Einstellungen, den Nöten und Problemen der Angehörigen macht. Für solche Situationen ist eine gezielte und auf den Klienten abgestimmte Gesprächsführung ebenso wichtig wie in der unmittelbaren therapeutischen Situation.

## 7.4 Die Arbeit im fachspezifischen und interdisziplinären Team

Innerhalb der Zusammenarbeit im fachlichen und interdisziplinären Team entstehen vielerlei unterschiedliche Interaktionen, in denen die Fähigkeit zur personenzentrierten Gesprächsführung hilfreich bei der Klärung von Positionen oder Konflikten sein kann. Bei diesen Klärungsprozessen kann es wichtig werden, die eigene Selbstbetroffenheit darzustellen und eigene Wahrnehmungen und Gefühle selektiv und verantwortungsbewusst zu offenbaren.

## 7.5 Schlussbemerkungen

Mit dem Unterricht in klientenzentrierter Gesprächsführung sollen die Schüler auf eine Praxis vorbereitet werden, in der das eigene Handeln nicht nur intuitiv sein darf oder aus der unreflektierten subjektiven Sichtweise ihres Erlebens heraus geschieht. Ihr Handeln soll nicht ausschließlich von subjektiven Alltagstheorien geprägt sein, sondern von reflektiertem, zielgerichtetem und theorieuntermauertem Vorgehen. Von daher beinhaltet die Erweiterung von Handlungskompetenz auch ein hohes Maß an Selbstexploration, d. h. Auseinandersetzung mit der eigenen Person. Hier empfiehlt die AG-ETS ein ausgewogenes Verhältnis zwischen kognitiver Bearbeitung im Lehrer-Schüler-Gespräch und emotionaler Bearbeitung durch praktische Übungen im Sinne der Selbsterfahrung und Selbstwahrnehmung.

**Literaturangaben**


Bachmair, S. et al.: Beraten will gelernt sein. Weinheim, Basel 1985

Binder, U., Binder, H.J.: Klientenzentrierte Psychotherapie bei schweren psychischen Störungen. Fachbuchhandel für Psychologie, Frankfurt 1981

Crisand: Psychologie der Gesprächsführung. Heidelberg 1982

Egan, G.: Helfen durch Gespräch. Ein Trainingsbuch für helfende Berufe. Beltz Verlag, Weinheim/ Basel 1990

Jaeggi, E. et al.: Andere verstehen. Weinheim, Basel 1983

Pallasch W.: Pädagogische Gesprächsführung. Juventa, Weinheim 1995

Petrossian, H.: Klientenzentrierte Beratung. Infoblätter der GwG, Köln 1986

Rogers, C.: Therapeut und Klient, Grundlagen der Gesprächspsychotherapie. Fischer Taschenbuch Verlag 1991

Rogers, C.: Die Kraft des Guten. Ein Appell zur Selbstverwirklichung. Fischer Taschenbuch Verlag 1990

Rogers, C., Rosenberg, R.: Die Person als Mittelpunkt der Wirklichkeit. Klett-Cotta 1980

Rogers, C.: Die klientenzentrierte Gesprächspsychotherapie. Fischer Taschenbuch Verlag 1989

Rogers, C.: Entwicklung der Persönlichkeit. Klett Cotta 1989

Schrödter, W.: Beratung und Supervision im Gespräch. GwG-Verlag, Köln 1998

Weber, W.: Wege zum helfenden Gespräch. München 1975

Weinberger, S.: Klientenzentrierte Gesprächsführung. Lern- und Trainingsprogramm. Weinheim, Basel 1980

Weisbach, Ch. et al.: Zuhören und Verstehen. Reinbek 1984

# 8 THERAPEUTISCHES HANDELN

## Bedeutung des Themas

### Situationsanalyse des Klienten

**Gegenwartsbedeutung:**
Wenn Schüler die Ausbildung beginnen, betrachten sie Klienten in erster Linie aus dem Blickwinkel einer medizinisch/symptomatologischen Sicht. In diesem Unterricht wird ihnen vermittelt, dass die Erfassung der Situation eines Klienten unter ergotherapeutischer Sichtweise sehr viel mehr sein muss, als nur Symptome festzustellen. Die Bedeutung der Erkrankung für das Leben und die Handlungsfähigkeit des Individuums müssen erfasst werden. Für diese Erfassung stehen ihnen zu Beginn weder Strukturelemente noch geeignete Instrumente zur Verfügung.
In der praktischen Ausbildung gilt es, eine erlernte Systematik anzuwenden und mit dieser Systematik und entsprechenden Instrumenten Informationen zu erhalten, die eine Therapieplanung möglich machen.
Als wesentliche Schwierigkeiten können dabei auftreten:

1. Die Befragung von Klienten nach persönlicher Befindlichkeit und biografischen Daten ist oft verbunden mit der Befürchtung einer Grenzüberschreitung. Es ist deshalb wichtig, dass die Schüler durch Eigenerfahrung diese Situation als einen Prozess von Interesse und Beziehungsgestaltung verstehen und nutzen lernen.
2. Die Bewertungssituation ist von den Schülern mit weiteren Befürchtungen besetzt. Sie beurteilen Menschen in ihrer Leistungsfähigkeit; das fällt ihnen schwer, solange sie dies mit einem Urteil über den Menschen gleichsetzen.
3. Die Schüler erleben, dass ihre Vorstellung von Behandlung ggf. nicht mit den Vorstellungen, Bedürfnissen und Wünschen der Klienten übereinstimmt. Sie müssen den Konflikt wahrnehmen und nach angemessenen Lösungen suchen. Der Klient soll in diesem Prozess aktiv einbezogen werden können.

Befund und Befundbewertung bestehen stets aus objektiv erfassbaren und beschreibbaren Anteilen einerseits und subjektiv interpretierten Anteilen andererseits. Die differenzierte Auseinandersetzung damit wird dem Schüler zunehmend erleichtern, konkrete Aussagen zu treffen, gleichzeitig sich der hypothetischen Anteile seiner Situationsanalyse bewusst zu sein, um diese im Prozess zu verifizieren.

**Zukunftsbedeutung:**
Die Fähigkeit zur Steuerung des diagnostischen Prozesses und zur Analyse der Situation des Klienten ist eine der wesentlichsten beruflichen Kompetenzen. Ohne absolute Sicherheit in der Methodik der Befundaufnahme kann Therapie nicht geplant und evaluiert werden. Alle Entscheidungen im therapeutischen Prozess stehen in Beziehung und Abhängigkeit zu der erfassten Situation des Klienten. Im Rahmen der Befunderhebung ist die zentrale Fragestellung diejenige nach den Konsequenzen der Handlungseinschränkungen für die Lebensqualität des Betroffenen.

**Exemplarische Bedeutung:**
Dieser Unterricht bietet die Möglichkeit, Systematisierung, Hierarchisierung und Klassifizierung in ihrer Bedeutung für die Handlungsfähigkeit des Therapeuten und die interdisziplinäre Kommunikation kennen zu lernen.

## Situationsanalyse des Therapeuten

**Gegenwartsbedeutung:**
Aus ihren Vorerfahrungen haben die Schüler noch kein differenziertes Bild von den vielfältigen und komplexen Bedingungen, die auf die Arbeit des Therapeuten einwirken und diese bestimmen. In den ggf. abgeleisteten Vorpraktika prägt in erster Linie die Beziehung zu den anleitenden Therapeuten das Bild. Es kommt oft entweder zu einer Idealisierung oder zu einer tendenziellen Abwertung erlebter Situationen. Auf diese Eindrücke muss Unterricht strukturierend und verändernd einwirken. Im Praktikum müssen die Schüler in der Lage sein, ihre dortige Situation zu analysieren und zu reflektieren. Dazu brauchen sie Vorstellungen davon, welchen Einfluss die Strukturen, Rahmenbedingungen und personalen Bedingungen haben und wie diese in einem dynamischen Zusammenhang untereinander stehen. Von den Schülern wird in der praktischen Ausbildung zum ersten Mal die Ausübung der Therapeutenrolle verlangt. Diese Anforderung beinhaltet eine neue Verantwortung, eine Ausei-nandersetzung mit der psychischen Belastung (Klientenschicksale) und eine Reihe von Konflikt- und Entscheidungssituationen. Diese vielfältigen und komplexen Gegebenheiten können nicht nur auf der kognitiven Ebene vermittelt werden, vielmehr ist es notwendig, schon im Unterricht gefühlsbezogene Aspekte dieser Thematik in angemessener Weise aufzuarbeiten.

**Zukunftsbedeutung:**
Ergotherapeuten finden Arbeitsplätze mit der unterschiedlichsten strukturellen, materiellen und personellen Ausstattung in diversen Fachrichtungen vor. In diese Arbeitssituationen müssen sie sich integrieren können und gegebenenfalls Veränderungen konstruktiv initiieren. Innovationen können auf der Basis differenzierter Situationsanalysen überzeugend argumentativ dargelegt werden.
Die dann selbständige Arbeit verlangt eine noch deutlichere Übernahme der Verantwortung, in der eigene Grenzen und Möglichkeiten genau erkannt werden müssen. Dies hat auch Bedeutung für die Wahrnehmung psychischer oder fachlicher Überforderung, für die persönliche und berufliche Weiterentwicklung und für die interdisziplinäre Zusammenarbeit.

**Exemplarische Bedeutung:**
In diesem Unterricht können die Schüler die Bedeutung der Selbstwahrnehmung und des eigenen Umgangs mit inter-/intrapersonellen Konflikten als Element von Berufszufriedenheit und -erfolg erfahren.

## Therapieziele

**Gegenwartsbedeutung:**
Ziele sind den Schülern aus vielfältigen Lebensbezügen bekannt. Diese Ziele sind mehr oder minder bewusst, werden mehr oder minder bewusst angesteuert und stellen eine eher globale Orientierung dar. Es gehört weniger zum alltäglichen Vorgehen, Teilziele zu bestimmen und zu hierarchisieren. Ein Ziel der praktischen Ausbildung ist es, Therapie bewusst steuern zu lernen. Das heißt, die mit dem Klienten vereinbarten Behandlungsziele müssen in realistische Teilziele zerlegt werden, so dass das therapeutische Angebot dem Leistungsvermögen des Klienten angepasst ist und ihm erfolgreiches Handeln ermöglicht.

**Zukunftsbedeutung:**
Eine wichtige Funktion von Zielbeschreibung besteht darin, dem Klienten den Behandlungsprozess überschaubar, verständlich und einsichtig zu machen. Erst über die Ziele bzw. Teilziele lassen sich die Verfahren, die Methoden und die Mittel auswählen. Außerdem kann nur über eine Zielbeschreibung die Behandlung für den Therapeuten, den Klienten und andere Beteiligte überprüfbar gemacht werden.

**Exemplarische Bedeutung:**
Am Unterricht kann grundsätzlich deutlich gemacht werden, wie Handlung strukturiert und gegliedert werden kann (siehe auch handlungstheoretische Ansätze).

## Behandlungsplanung

**Gegenwartsbedeutung:**
Die Schüler sind in der Ausbildung sowohl Nutzer als auch Gestalter von Planung: Planung ist entweder von außen vorgegeben (Stundenplan, Praktikumsverteilungspläne, Unterrichtsplanung usw.) oder wird von ihnen gefordert (Handwerk, Projekte, Arbeitspläne). Es wird ihnen durch Gestaltung und Nutzung von Planung bewusster, dass bestimmte Bedingungs- und Entscheidungsfelder auf die Planung einwirken. Darauf wird in diesem Unterricht zurückgegriffen, um den Prozess in der Therapie zu antizipieren und zu analysieren.
In der praktischen Ausbildung wird selbständige Planung in Form eigener Therapieplanung gefordert. Die Fähigkeit, Struktur-, Prozess- und Inhaltsaspekte in ihrer Bedeutung zu erkennen, die eigene Planung zu antizipieren, muss im Rahmen dieses Unterrichts entwickelt werden.

**Zukunftsbedeutung:**
Die Behandlungsplanung ist ein Merkmal professionellen Handelns und macht es möglich, Behandlungsinhalte und Struktur darzustellen und zu begründen bzw. zu revidieren. Über die Ziel- bzw. Teilzielplanung lassen sich die Verfahren, die Methoden und Mittel der Therapie auswählen und überprüfbar machen.

Planung weitgehend zu internalisieren hilft, die Berufsausübung ökonomisch zu gestalten und in den unmittelbaren Therapiesituationen klientenzentriert zu bleiben.

**Exemplarische Bedeutung:**
Durch das Analysieren von Planungsvorgängen kann erfahren werden, welche kognitiven Anforderungen durch Planung gestellt werden. Dieses Wissen kann auch genutzt werden, um Planung als therapeutisches Angebot / Mittel einzusetzen. Kenntnisse von Planungsstruktur können auch für die eigene Lernplanung genutzt werden.

## Durchführung der Behandlung

**Gegenwartsbedeutung:**
Das gezielte Handeln in Situationen von Unterricht und Therapie erfordert immer die Berücksichtigung einer interaktionellen Ebene, einer Planungsebene und einer Arbeitsebene. Durch Wechselwirkungen der verschiedenen Ebenen können Verläufe geplanter Handlungen mehr oder weniger stark vom Entwurf abweichen. Die Konsequenzen erleben die Schüler nicht selten im Unterricht. Das kann ein erster Anknüpfungspunkt für eine entsprechende Problemsituation in der Therapie sein.

**Zukunftsbedeutung:**
Die Balance zwischen Planerfüllung und Durchführungsflexibilität ist ein wichtiges Element der therapeutischen Kompetenz. Ergotherapeuten müssen in der Lage sein, ihre Planungen so zu gestalten, dass sie diese auf die gegebene Situation anpassen können. Zentraler Punkt jeder Behandlung ist die Beziehungsqualität. Diese den geforderten Bedingungen angepasst zu gestalten, ist wesentliches berufliches Können.

## Auswertung und Dokumentation

**Gegenwartsbedeutung:**
In vielfältigen Situationen der praktischen und der theoretischen Ausbildung erleben Schüler eigenes und fremdes Handeln und dessen Konsequenzen. Sie werden immer wieder mit der Frage konfrontiert, wann und wodurch (therapeutisches) Handeln effektiv wird.
In der praktischen Ausbildung müssen sie zunehmend in der Lage sein, das gesamte Geschehen einschließlich des eigenen Handelns zu reflektieren und einen systematischen und konsequenten Ist-Soll-Vergleich zwischen Planung, Zielsetzung und Ergebnis durchzuführen. Für diesen Prozess brauchen die Schüler die Fähigkeit zur Reflexion, zur Analyse und Synthese sowie Instrumente zur Evaluation. Damit die Schüler auftretende Probleme systematisch und effizient lösen können, ist es notwendig, dass sie die jeweiligen Handlungsdimensionen und Einflussfaktoren betrachten und analysieren lernen. Weiterlernen ist letzten Endes ohne Reflexion und ohne Wahrnehmung der eigenen Wirksamkeit nicht möglich.

Dokumentation spielt in der Gegenwart der Schüler auf verschiedenen Ebenen eine Rolle:

- Auf der didaktischen Ebene brauchen sie Dokumentation, um über das Was, Wie und Wann des eigenen Handelns zu reflektieren.
- Auf der Ebene der Informationsweitergabe wird Dokumentation benötigt, um Dritte über den Behandlungsstand auf dem Laufenden zu halten.
- Auf der Ebene von Qualitätssicherung wird Dokumentation benötigt, um Ausgangs- und Zielpositionen nachweisen zu können.

Die Schüler müssen die Klassifikationsmerkmale verschiedener Dokumentationsarten kennen, damit sie diese als Nutzer und Verfasser anwenden können.

**Zukunftsbedeutung:**
Um eine gute Kooperationsbasis herstellen zu können, ist es notwendig, dass dem Klienten die therapeutische Intervention und deren Wirksamkeit anhand von eindeutigen Merkmalen transparent gemacht werden.
Der Nachweis von Effizienz und Wirksamkeit der durchgeführten Behandlungen wird künftig an Bedeutsamkeit zunehmen, da es letztlich auch um die Verteilung der Ressourcen im Gesundheitswesen geht. Dabei gewinnt die schriftliche Dokumentation als Verständigungs- und Darstellungsmittel noch mehr als bisher an Bedeutung.
Im Sinne einer weiteren Professionalisierung des Berufes ist es darüber hinaus angezeigt, das inhaltlich-methodische Vorgehen in der Ergotherapie intensiver als bisher üblich zu evaluieren und zu validieren.

**Exemplarische Bedeutung:**
Grundsätzlich schult die Reflexion die Selbst- und Fremdwahrnehmung. Über Reflexion und Ergebnissicherung werden gleichzeitig Fähigkeiten des Ordnens, Strukturierens und Klassifizierens entwickelt. Dies führt zur Erweiterung von Verständnis, der Fähigkeit zur Bildung und Veränderung von Hypothesen und der Fähigkeit zur Veränderung von Handlungsentwürfen.
Eine gute Dokumentation erweitert das professionelle Handeln auch dadurch, dass Verfahren, Methode, Ergebnis und Forschungsfragen nachvollziehbar offen gelegt werden.
Die Durchführung systematischer Ergebnissicherung fördert zudem die Fähigkeit, Stellung zu beziehen, Verantwortung zu übernehmen und berufliches Handeln begründet zu vertreten.

THEMA: **8 Therapeutisches Handeln / Therapeutischer Prozess**

REIHENTHEMA: **8.1 Situationsanalyse des Klienten**

RICHTZIEL: Die Schüler sollen sich mit Modellen, Methoden und Vorgehensweisen für ein ganzheitliches Erfassen der Situation des Klienten kritisch auseinander setzen und deren Bedeutung für das therapeutische Handeln erkennen und reflektieren.

| **Inhalt** | **Ziele**<br>**Der Schüler soll ...** | **Selbstaktualisierung** | **Verweis** |
|---|---|---|---|
| 8.1.1 Instrumente / Verfahren der Erhebung z.B.<br>- Test / Messung / Beobachtung<br>- kompetenzorientiert <-> defizitorientiert<br>- metrisch-quantitativ <-> beschreibend-qualitativ<br>- standardisiert / halb standardisiert / nicht standardisiert | - an ausgewählten Beispielen aus der Ergotherapie verschiedene Verfahren kennen und klassifizieren.<br>- Prinzipien und Regeln für die Konstruktion und Durchführung von Erhebungsverfahren verstehen.<br>- sich kritisch mit den Ergebnissen von Erhebungsverfahren auseinander setzen. | eigene Erfahrungen mit Tests, Prüfungen, Interviews | nicht nur Instrumente vorstellen, sondern auch auf die zugrunde liegenden Modelle verweisen<br>z.B. MOHO, Biel, Mosey |
| 8.1.2 Gegenstände / Felder der Erhebung | - Quellen zur Erhebung von Daten kennen (z. B. Klienten- und Angehörigenaussagen, Krankenakte, etc). | Erfahrung mit Eigen- und Fremdbeobachtung,<br>Umgang mit Vorinformationen<br>Umgang mit Vorurteilen | |
| - Biografie des Klienten (medizinische, Sozial-, Berufsanamnese) | - die für den therapeutischen Prozess wichtigen Informationen aus der Biografie und der aktuellen Lebenssituation des Klienten auswählen und diese Auswahl begründen. | aktive und passive Erfahrungen mit Neugier und Interesse, Klatsch und Information | |
| - Wünsche und Bedürfnisse des Klienten | - die Bedeutung der Wünsche und Bedürfnisse der Klienten als motivationalen Faktor in der Behandlung einschätzen. | eigene Wünsche und Wirklichkeit,<br>eigene Frustrationstoleranz | |
| Wünsche und Bedürfnisse versus Realität des Klienten | - mögliche Kontroversen zwischen Wunsch und Wirklichkeit des Klienten in Ursache und Bedeutung begreifen. | | |
| 8.1.3 Rahmenbedingungen und Bedeutung der Erhebung<br>- Zeit<br>- Raum | - die Bedingungen eines adäquaten Rahmens für verschiedene Formen der Erhebung beschreiben. | | Sozialwissenschaften: Wahrnehmung |

| | | | |
|---|---|---|---|
| - Sozialform | - die Funktion des diagnostischen Prozesses einschätzen.<br>- verstehen, dass neben der grundlegenden Erhebung zu Beginn der Behandlung der Prozess der Diagnostik fortlaufend den Therapieprozess begleitet. | | |
| 8.1.4 Auswertung<br>- Interpretation | - unterscheiden können zwischen objektiven Anteilen bei der Erhebung und der Interpretation von Daten. | Erfahrung mit Interpretation und Beschreibung | siehe 3.3: soziale Wahrnehmung |
| - Gewichtung / Fokussierung | - Kriterien für die Gewichtung der Daten kennen.<br>- wissen, dass diese Daten in Beziehung zueinander gesetzt werden müssen.<br>- wissen, dass festgelegt werden muss, welches Problem im Moment vorrangig ist. | | |
| - Hypothesenbildung | - den Prozess der Hypothesenbildung und zyklischen Überprüfung kennen. | | |
| 8.1.5 Problemstellung des Erhebens | - über mögliche Problemstellungen und Fehlerquellen des Erhebungsprozesses reflektieren. | Umgang mit der eigenen Angst vor Unvollkommenheit | |

THEMA: **8 Therapeutisches Handeln / Therapeutischer Prozess**
REIHENTHEMA: **8.2 Situationsanalyse des Therapeuten**
RICHTZIEL: Die Schüler sollen die Bedeutung der Situation des Therapeuten als Wirkungsfaktor für den therapeutischen Prozess erkennen und lernen, die eigene Situation systematisch zu reflektieren

| **Inhalt** | **Ziele**<br>**Der Schüler soll ...** | **Selbstaktualisierung** | **Verweis** |
|---|---|---|---|
| 8.2.1 Situation jetzt<br>- Arbeitsmöglichkeiten (Konzept / Rahmenbedingungen der Klinik) | - den Einfluss von Konzepten und Ressourcen der Institution auf das eigene therapeutische Handeln kennen.<br>- die Bedeutung von Auseinandersetzung mit dem Konzept einer Einrichtung für die interdisziplinäre Zusammenarbeit erkennen. | Umgang mit Begrenzung, Grenzen der Kompromissfähigkeit, Ohnmacht versus Allmacht, Unterordnung versus Integration, Erfahrungen mit Autoritäten | siehe auch: ethische Grundeinstellung / therapeutische Haltung |
| - aktuelle Arbeitssituation (eigene Möglichkeiten und Probleme, Team) | - erkennen, dass eine realistische Einschätzung der eigenen Befindlichkeit sowohl für das verantwortliche therapeutische Handeln als auch für die eigene Psychohygiene notwendig ist.<br>- erkennen, dass die Fähigkeit, Konflikte konstruktiv zu bearbeiten, Voraussetzung für effektive Teamarbeit ist. | Erfahrungen mit eigener Konfliktverarbeitung,<br>mit Konfliktverarbeitung in Teams | |
| - Spannungsfeld: Autonomie des Klienten versus Kontrolle / Steuerung durch den Therapeuten | - Das Spannungsfeld zwischen Autonomie des Klienten und Steuerung durch den Therapeuten erkennen.<br>- eigene Wünsche und Bedürfnisse in Bezug auf dieses Spannungsfeld wahrnehmen. | Erfahrungen:<br>mit Fürsorglichkeit auf der Basis der Gleichwertigkeit und der Unterordnung,<br>mit Verantwortlichkeit versus Macht,<br>mit Beratung und Manipulationsversuchen | |
| - Ziele und Wünsche in Bezug auf den Klienten und die eigene Arbeit | - die sich daraus ergebenden eigenen Wünsche und Bedürfnisse wahrnehmen.<br>- die therapeutische Rolle als die eines fachkompetenten Begleiters verstehen lernen. | | |

| | | | |
|---|---|---|---|
| - emotionale Reaktion auf den Klienten | - wissen, welche Faktoren die eigene emotionale Reaktion beeinflussen.<br>- den Unterschied zwischen Akzeptanz des Menschen als Gesamtpersönlichkeit und der Akzeptanz einzelner Verhaltensweisen reflektieren.<br>- mögliche Lösungsansätze bei Konflikten diskutieren. | eigenes Menschenbild,<br>Schuld versus Verursachung,<br>Erfahrungen und Umgang mit Hilflosigkeit | Übertragung / Gegenübertragung<br>Ethik |
| 8.2.2 Vorgeschichte<br>- Berufserfahrung<br>- Methoden- und Modellorientierung | - erfassen, welche Bedeutung Berufserfahrung, Methoden- und Modellorientierung auf Befunderhebung, Zieldefinition, Behandlungsdurchführung und -evaluation haben. | Erfahrungen mit Sicherheitsstreben versus Erfahrungsoffenheit, mit Interpretation | |

THEMA: **8 Therapeutisches Handeln / Therapeutischer Prozess**

REIHENTHEMA: **8.3 Therapieziele**

RICHTZIEL: Die Schüler sollen den Prozess der Zielfestlegung als grundlegendes Element begründeter Therapieplanung erkennen und diese Ziele formulieren.

| **Inhalt** | **Ziele**<br>**Der Schüler soll ...** | **Selbstaktualisierung** | **Verweis** |
|---|---|---|---|
| 8.3.1 Funktion und Bedeutung von Zielen z.B.<br>- Evaluierung<br>- Therapievertrag<br>- Hierarchisierung | - Ziele als wichtige Entscheidungshilfe für das therapeutische Handeln erkennen.<br>- verstehen, dass nur auf der Grundlage von Zielen eine Evaluierung der Therapie möglich ist.<br>- Bedingungsfaktoren für die Hierarchisierung von Zielen kennen. | | |
| 8.3.2 Zielfindung<br>- Wünsche, Ziele, Motive des Klienten und seines sozialen Umfeldes<br>- Ziele aus der Sicht des Therapeuten, Möglichkeiten und Kompetenzen des Therapeuten<br>- normative Bedingungen | - die Bedingungsfelder für die Zielfindung kennen.<br>- ihren unterschiedlichen Einfluss auf die Zielfindung erfassen. | | |
| 8.3.3 Klassifizierung von Zielen z.B. Dimensionen<br>- der Konkretisierung<br>- des Inhalts<br>- der Zeit | - wissen, dass man Ziele unterschiedlich klassifizieren kann. | | |
| 8.3.4 Formulierung von Zielen | - Formulierung von Zielen erproben. | | |
| 8.3.5 Probleme der Klassifizierung und Formulierung | - Probleme der praktischen Anwendung kennen und Lösungen diskutieren | | |

THEMA: **8 Therapeutisches Handeln / Therapeutischer Prozess**

REIHENTHEMA: **8.4 Behandlungsplanung**

RICHTZIEL: Die Schüler sollen erkennen, dass bestimmte Bedingungsfelder und therapeutische Entscheidungsfelder für Aufbau und Struktur der Planung einer zielgerichteten Behandlung relevant sind.

| **Inhalt** | **Ziele**<br>**Der Schüler soll ...** | **Selbstaktualisierung** | **Verweis** |
|---|---|---|---|
| 8.4.1 Bedingungsfelder<br>- räumliche Bedingungen<br>- Ausstattung mit Medien<br>- institutionelle Bedingungen | - die unterschiedlichen Bedingungsfelder und ihre Relevanz für die Behandlungsplanung erkennen, sie kritisch würdigen und sich mit Gestaltungsmöglichkeiten auseinander setzen. | | |
| 8.4.2 Entscheidungsfelder und fachliche Begründungszusammenhänge hinsichtlich<br>- der Behandlungsverfahren<br>- der Behandlungsmethoden<br>- der Auswahl der Medien<br>- des zeitlichen Rahmens<br>- der Aufgabenstellung<br>- der Form der Vermittlung<br>- der Arbeits- und Sozialform<br>- der Arbeitsplatzgestaltung<br>- des therapeutischen Verhaltens | - die verschiedenen Entscheidungsfelder, ihre Variationsspektren und ihre Interdependenz kennen.<br>- an Fallbeispielen Entscheidungen treffen und diese nach therapeutischen Gesichtspunkten begründen. | | |
| 8.4.3 Struktur:<br>der Gesamtbehandlung:<br>- Zeitraum<br>- Häufigkeit<br>- Dauer der einzelnen Einheit<br>- mögliche Aktivitäten<br>- entsprechende Medien<br>- Behandlungsprinzipien<br>- Schrittabfolge<br>der einzelnen Einheit, z. B.:<br>- Phasen<br>- Zeitplan<br>- Therapeutenverhalten<br>- Arbeitsvorhaben<br>- Arbeitsplatzgestaltung | - die Strukturkomponenten der Gesamtbehandlungsplanung und der einzelnen Therapieeinheit kennen und exemplarisch sinnvoll anwenden. | | |

THEMA: **8 Therapeutisches Handeln / Therapeutischer Prozess**
REIHENTHEMA: **8.5 Durchführung der Behandlung**
RICHTZIEL: Die Schüler sollen die für die Durchführung der Behandlung wesentlichen Aspekte kennen.

| **Inhalt** | **Ziele**<br>**Der Schüler soll ...** | **Selbstaktualisierung** | **Verweis** |
|---|---|---|---|
| 8.5 strukturelle Ebene<br>interaktionelle Ebene<br>Planungsebene<br>Arbeitsebene | - die verschiedenen Ebenen kennen und an Alltagsbeispielen unterscheiden können.<br>- wechselseitige Beziehungen zwischen verschiedenen Ebenen erfahren (z.B. interaktionelle Erfahrungen wirken auf die Planung zurück).<br>- verstehen, dass auf jeder Ebene Soll-Ist-Abgleiche stattfinden müssen. | | siehe Behandlungsplanung |
| 8.5.1 Aspekte der Wahrnehmung und Gestaltung:<br>auf der interaktionellen Ebene<br>- Kontakt und Atmosphäre<br>- Übertragung / Gegenübertragung<br>- Befindlichkeit | - die bei der Behandlung wirksam werdende interaktionelle Dynamik kennen und deren Bedeutung für erfolgreichen Verlauf erfassen. | | |
| 8.5.2 auf der Planungsebene | - den besonderen Charakter der Planungsebene erkennen. Dieser liegt darin, dass alle Fakten und Prozesse der interaktionellen und der Planungsebene miteinander in Abhängigkeit und Wechselwirkung stehen. | | |
| 8.5.3 auf der Arbeitsebene<br>- Verständlichkeit<br>- Angemessenheit<br>- Transparenz | - methodische und didaktische Aspekte der Behandlung kennen und ihren Stellenwert verstehen. | | |

THEMA: **8 Therapeutisches Handeln / Therapeutischer Prozess**

REIHENTHEMA: **8.6 Auswertung und Dokumentation**

RICHTZIEL: Die Schüler sollen erkennen, dass Auswertung in Form von Reflexion und Ergebnissicherung ein wesentlicher Bestandteil des therapeutischen Prozesses und auch der Berufslegitimation ist. Sie sollen verstehen, dass Dokumentation zum Nachweis der Therapieeffizienz dient und deshalb unabdingbar ist.

| Inhalt | Ziele<br>Der Schüler soll ... | Selbstaktualisierung | Verweis |
|---|---|---|---|
| 8.6.1 Reflexion<br>- Funktion der Reflexion | - die Bedeutung der Reflexion a) bezüglich einzelner Therapieeinheiten, b) bezüglich des Gesamtverlaufs verstehen.<br>- wissen, dass neue Erkenntnisse über den Verlauf durch Reflexion gewonnen werden können.<br>- wissen, dass man ggfs. revidieren muss. | | |
| - Inhalt und Vorgehensweise z.B.<br>- Kommunikation<br>- Arbeitsplatz<br>- Ziele | - verstehen, dass der Behandlungsverlauf aus unterschiedlichen Perspektiven (Therapeut / Klient) reflektiert werden muss.<br>- verschiedene Kriterien der Reflexion kennen.<br>- verschiedene Vorgehensweisen untersuchen (z.B. nach zeitlichem Ablauf, nach festgelegten Kriterien). | | siehe auch Situationsanalyse |
| 8.6.2 Ergebnissicherung<br>8.6.2.1 Funktion der Ergebnissicherung<br><br>8.6.2.2 Ist-Soll-Vergleich<br>- qualitativ<br>- zeitlich | - wissen, dass die Ergebnisse der Therapieevaluation der Motivation des Klienten und als Basis für die weitere Planung dienen.<br>- darlegen, dass überprüft werden muss, in welchem Ausmaß die gesetzten Therapieziele in der geplanten Zeit erreicht wurden. | | |
| 8.6.2.3 Bereich des Erfassens<br>- funktionsorientiert (an Grundfunktionen)<br>- handlungsorientiert (lebenspraktischer Bereich) | - unterschiedliche Bereiche des Erfassens und deren Besonderheiten hinsichtlich der Auswertung untersuchen. | | |

Fortsetzung von Seite 105

| Inhalt | Ziele<br>Der Schüler soll ... | Selbstaktualisierung | Verweis |
|---|---|---|---|
| 8.6.2.4 Mittel der Erfassung z.B.<br>- Protokolle<br>- Video<br>- Einschätzungsbögen<br>- standardisierte Verfahren, Tests | - verschiedene Mittel der Erfassung vergleichen. | | |
| 8.6.2.5 Zeitpunkt und Häufigkeit des Erfassens | - erläutern, dass Behandlungsergebnisse fortlaufend erfasst werden müssen.<br>- den motivierenden Aspekt des Erfassens erkennen. | | |
| 8.6.2.6 Probleme bei der Erfassung z.B.<br>- Beziehungseffekt<br>- Situationseffekt<br>- Trendeffekt<br>- Kontrasteffekt | - unterschiedliche Probleme, die bei der Erfassung auftreten können, beschreiben. | | |
| 8.6.3 Dokumentation<br>8.6.3.1 Generelle Anforderungen<br>- gesetzliche Anforderungen<br>- Vertraulichkeit / Offenlegung | - die generellen Anforderungen skizzieren. | | Siehe Gesetzeskunde |
| 8.6.3.2 Funktionen z.B.<br>- Leistungsnachweis (Therapeut)<br>- Festhalten von Ergebnissen<br>- inter- und intradisziplinäres Kommunikationsmittel<br>- Nutzung für Lehre und Forschung<br>- Wirksamkeitsnachweis (qualitativ)<br>- Evaluation | - die unterschiedlichen Funktionen beschreiben und mögliche Konsequenzen auf die Art der Dokumentation ableiten. | | |
| 8.6.3.3 Dokumentationsarten und deren inhaltliche und formale Anforderungen z.B.<br>- Verlaufsprotokolle<br>- Bericht<br>- Gutachten<br>- Erfassungsbögen | - verschiedene Dokumentationsarten beschreiben und deren Unterschiede herausarbeiten. | | |

# Sachanalyse

# 8 Therapeutisches Handeln / Therapeutischer Prozess

## 8.0 Vorbemerkungen

Therapeutisches Handeln ist ein vielschichtiger Prozess. Im Mittelpunkt dieses Prozesses steht der Klient. Von seiner individuellen Situation und seinem Eingebundensein in spezifische Rahmen- und Lebensbedingungen hängt es ab, welche Entscheidungen hinsichtlich einer möglichen Intervention getroffen werden müssen. Des Weiteren ist der Therapeut mit seinen jeweiligen persönlichen Voraussetzungen und seiner Einbindung in den institutionellen Arbeitsrahmen von Bedeutung für die Gestaltung von Therapiesituationen. Auf der Inhaltsebene schließlich bedeutet therapeutisches Handeln, dass der Prozess der gemeinsamen Zielfindung reflektiert, eine Behandlungsplanung konzipiert wird, ein ständiger Evaluations- und Revisionsprozess stattfindet und eine Dokumentation der Behandlung vorgenommen wird. Auf prozeduraler Ebene sind Überlegungen zur unmittelbaren Durchführung der Behandlung.

## 8.1 Situationsanalyse des Klienten

Die Situationsanalyse des Klienten umfasst den Inhalt und die Prozesse, die unter dem Begriff „ergotherapeutische Befunderhebung" geläufig sind. Die bisherige Praxis in diesem Felde war häufig auf allgemeine Normbegriffe (z.B. Normwerte bei Messungen, „normale" Leistungsfähigkeit) ausgerichtet und von der Sicht des Therapeuten dominiert. Die jeweilig angewandten Verfahren der Befunderhebung waren meist individuell und sogar oft im gleichen Fachbereich von Abteilung zu Abteilung unterschiedlich.

Neuere Situationsanalysen stellen den Klienten als Person in den Mittelpunkt und nicht nur die Schädigung oder Funktionseinschränkung. Das heißt auch, dass die Bedeutung, die der Klient seinen Handlungsproblemen beimisst, im Mittelpunkt des Erhebungsverfahrens steht. Behandlungsziele resultieren dann aus der Einschätzung, die der Klient zu seiner Befindlichkeit formuliert bzw. wie er mit seinen Funktionen zufrieden ist. Dies bedeutet aber nicht, dass der Therapeut keine weitere differenzierte Befunderhebung durchführt. Er muss von der fachlichen Seite die Situation beurteilen, um den Klienten über mögliche ergotherapeutische Vorgehensweisen beraten zu können. Dazu ist eine systematische Analyse unterschiedlicher Funktionen und ihrer Auswirkungen auf die lebensbereichsbezogene Handlungsfähigkeit notwendig. Ergotherapeuten müssen über dezidierte Kenntnisse und Fertigkeiten verfügen, um dafür geeignete Instrumente auswählen und Verfahren der Erhebung anwenden zu können. Dies bedeutet, dass Therapeuten auch über übergeordnete Systematiken im Befunderhebungsprozess informiert sein müssen. Beispiele dafür, die die AG-ETS

gefunden hat, sind: Verschiedene Vorgehensweisen (messen, testen, beobachten, befragen), unterschiedliche Fokusierung (Defizit oder Kompetenz), verschiedene methodengebundene Darstellungsformen (qualitativ-deskriptiv, quantitativ-metrisch), verschiedengradige Normierung (standardisiert, nicht standardisiert).
Diese Kenntnisse sind Voraussetzung dafür, dass der Ergotherapeut Prinzipien und Regeln für die Konstruktion und Durchführung von Erhebungsverfahren versteht und sich mit deren Aussagewert kritisch auseinander setzen kann. Nur so ist er auch in der Lage, die der Situation angemessene Auswahl zu treffen.
Die neueren konzeptionellen Modelle stellen zum Teil standardisierte Assessments der Ergotherapie zur Verfügung (vgl. Model of Human Occupation, Canadian Model of Occupational Performance u.a.).

Beispielhaft sind folgende Erhebungsinstrumente zu nennen:
OSA (Occupational Self Assessment)
OPHI-II (Occupational Performance History Interview)
COPM (Canadian Occupational Performance Measure)

Die Anwendung solcher Assessments setzt voraus, dass Kenntnisse über die Bedeutung von Gütekriterien, Wissen um Beurteilungs- und Beobachtungsfehler und Basiswissen über die Durchführung qualitativer und quantitativer Testverfahren als Grundlagen vorhanden sind.

Wesentliche Aufgabe eines Ergotherapeuten ist die Auswertung aller erhobenen Daten. Die Einordnung und Gewichtung muss Lebenswelt und Interessen / Motivationen des Klienten als Hauptorientierung haben. Die zwischen Ausgangssituation und Ziel liegenden Prozesse müssen vorerst hypothetisch formuliert werden (auch das Ziel selbst ist streng genommen hypothetisch). Diese Hypothesen sind „behandlungs"-leitend und bedürfen einer steten Überprüfung und ggf. der Korrektur. Techniken, die eine solche Überprüfung fundiert ermöglichen, sind als Problemlösungsprozess aus der Lernpsychologie bekannt.

## 8.2 Situationsanalyse des Therapeuten

Im Behandlungsprozess kann nicht nur die Situation des Klienten von Bedeutung sein, denn der Therapeut ist mit seiner Person, seiner Umwelt und seinem Können Teil des Gesamtprozesses „Behandlung".

Welche therapeutischen Angebote ein Therapeut macht, wird unter anderem beeinflusst durch den institutionellen Rahmen des Arbeitsplatzes. So spielt die ökonomische und / oder ethische Orientierung der Träger eines Hauses eine Rolle.
Im ökonomischen Bereich treffen Ergotherapeuten beispielsweise auf vorgegebene Behandlungszeiten, zu behandelnde Klientenzahlen und die jeweilig zur Verfügung stehende Ausstattung mit Therapiemitteln. Auf ethischer Ebene können religiöse oder weltanschauliche Ausrichtungen einen Einfluss auf Menschenbild und Wertehaltung haben.

Außerdem kann die medizinisch-konzeptionelle Ausrichtung von großer Tragweite für die Ergotherapeuten sein. Vertritt beispielsweise eine psychiatrische Klinik in erster Linie ein psychoanalytisches Konzept, so ist es wahrscheinlich, dass auch in der Ergotherapie psychoanalytisch orientiert gearbeitet werden muss.
Ergotherapeuten arbeiten im interdisziplinären Team. Das kollegiale Miteinander und die dadurch entstehende positive oder negative Atmosphäre sowie die Entscheidungsspielräume beeinflussen Motivation, den fachlichen Austausch und damit die Arbeitszufriedenheit.
Ergotherapeuten stehen durch den vermehrt gestellten Anspruch nach Klientenorientierung in einem Spannungsfeld. Es besteht in einem eher traditionellen Rollenverständnis des Therapeuten, wonach der Therapeut Ziele und Weg der Behandlung bestimmt, und der zunehmend stärker vertretenen Position, dass der Klient sein Ziel bestimmt und der Therapeut den Weg beratend begleitet.

Die Qualität der Beziehung ist ein wichtiger Wirkfaktor der Therapie; dies wird durch die Therapieforschung bestätigt. Die Reaktionen auf Verhalten von Klienten sind individuell unterschiedlich. Sie hängen von der jeweiligen Persönlichkeit, deren Einstellung, Vorlieben, Eigenschaften und den erfahrenen Situationen ab. Für Therapeuten ist es deshalb wichtig, sich selbst wahrzunehmen, um die eigene Reaktion kritisch hinterfragen zu können. Therapeuten müssen sich mit Übertragung und Gegenübertragung auseinander setzen, sie müssen schichtspezifische und kulturelle Besonderheiten erkennen, akzeptieren und sich angemessen darauf einstellen.
Unter Umständen stehen Ergotherapeuten auch vor dem Problem, dass sie Verhalten von Klienten nicht akzeptieren können. Beispielhaft kann hier die forensische Psychiatrie genannt werden. Wichtig ist jedoch, dass der Therapeut eine Unterscheidung treffen kann zwischen der Ablehnung einzelner Verhaltensweisen und der Ablehnung des Menschen als Person.

Behandlungen werden nicht zuletzt durch die eigene Ausbildung, Berufserfahrung, Methoden- und Modellausrichtung begründet. Diese Voraussetzungen helfen auf der einen Seite, sich zu verorten und notwendige Routinen auszubilden. Auf der anderen Seite bergen sie auch immer Gefahren, wenn sie unreflektiert zu Gewohnheiten erstarren.

## 8.3 Therapieziele

Ziele sind für die Therapie in mehrerer Hinsicht von Bedeutung:
Ohne Zielsetzung ist eine Überprüfung von Behandlungsergebnissen nicht möglich.
Ohne Ziel ist auch die Antizipation eines Behandlungsweges bzw. der Behandlungsschritte nicht möglich.
Zielfindung mit dem Klienten ist ein wichtiger Prozess der Klärung und Ausgangspunkt für die Motivation des Klienten.
Bisher galten die Zieldefinition und die Hierarchisierung von Zielen fast ausschließlich als eine Sache des Therapeuten. Im Zuge des Paradigmenwechsels zur Klientenzentrierung tritt diese Aufgabe in den Hintergrund. Jetzt wird es wichtig, dass der

Therapeut den Klienten darin unterstützt, eigene Ziele wahrzunehmen, zu benennen und Schwerpunkte zu setzen (Hierarchisierung). Ziele der Klienten beruhen immer auf deren Bedürfnissen und Wünschen im Kontext ihrer Rollen. Sie sind naturgemäß nicht immer der Realität einer neuen (Krankheits-)Situation angepasst. Oft sind Klienten auch nicht in der Lage, die Schritte zu identifizieren, die zur Erreichung des Ziels notwendig sind, weil sie in der Regel das fachliche Wissen nicht besitzen. Deshalb ist es Aufgabe des Therapeuten, Teilziele auf der Basis seiner Fachkenntnisse zu formulieren.

Ziele und Teilziele können unter verschiedenen Dimensionen betrachtet werden:
In der Dimension „Konkretisierung" kann auf der Ebene von Richt-, Grob- und Feinzielen gedacht werden. Auf der Ebene des Inhalts kann zwischen senso-motorischen, psycho-affektiven, kognitiv-perzeptiven Zielen unterschieden werden. Auf der Ebene der Zeit sind Nah- und Fernziele zu sehen.
Der Therapeut hat die Aufgabe, dem Klienten die in der Ergotherapie erreichbaren Ziele darzustellen und sie mit ihm gemeinsam in einem Therapievertrag festzulegen.

## 8.4 Behandlungsplanung

Die Behandlungsplanung wird maßgeblich beeinflusst durch vorgegebene oder geschaffene Rahmenbedingungen und durch Variablen, die im Kontext der gemeinsamen Absprache mit dem Klienten vom Therapeuten entschieden werden müssen.

Mehr oder minder feste Bedingungen stellen die zur Verfügung stehenden Räumlichkeiten und deren Ausstattung dar. Diese setzen Grenzen für die therapeutischen Möglichkeiten. Solche Grenzen können auch durch einseitige methodische Ausrichtungen gesetzt werden, nämlich dann, wenn Ausstattungen und Mittelauswahl nur unter dem Blickwinkel dieser einen Methode erfolgen.

Die im Curriculum aufgeführten Entscheidungsfelder (siehe Übersicht 8.4.2) sind nur strukturell zu trennen. In Wirklichkeit stehen sie in enger Wechselwirkung zueinander. Besonders dieser Aspekt sollte im Unterricht thematisiert, betrachtet und diskutiert werden.

Die Ergotherapeutischen Behandlungsverfahren mit ihren Methoden und Durchführungsmodalitäten, wie sie in der AprV benannt sind, stellen eine neue Systematik dar. Ein grundlegender Gedanke der Begründer dieser Systematik war, dass ergotherapeutische Interventionsmöglichkeiten nicht mehr auf Krankheitsbilder, sondern auf Leistungsbereiche des Menschen bezogen werden. Das therapeutische Angebot wird somit auch nicht mehr über den medizinischen Fachbereich definiert ( „Wenn ich in der Psychiatrie arbeite, muss ich nichts über Motorik wissen."), sondern orientiert sich an den Notwendigkeiten der Handlungsfähigkeit des Klienten. (Wenn ein psychisch kranker Mensch motorische Probleme hat, müssen psycho-soziale und

motorisch-funktionelle Verfahren zur Anwendung kommen.)
Jede Behandlung ist auf einer Makro- und einer Mikroebene zu betrachten. Die Makroebene betrifft die gesamte (voraussichtliche) Behandlungszeit, die für den Klienten notwendig ist bzw. die einem Klienten zur Verfügung steht. Die Mikrostruktur bezieht sich auf die einzelne Behandlungseinheit innerhalb dieser Gesamtbehandlungszeit.

Auf der Makroebene findet sich die Konkretisierung aus den Entscheidungsfeldern. Wie lange wird ein Klient voraussichtlich behandelt? Wie häufig in der Woche wird ein Klient behandelt? Wie viel Zeit umfasst eine Behandlung? Welches Lern- und Erfahrungsangebot ist für den Klienten wichtig und welche Methoden und Aktivitäten bieten sich dafür an?

Auf der Mikroebene gilt es festzulegen, in welchen Phasen die jeweilige Behandlungseinheit aufgebaut ist und welche Handlungen sich sinnvoller Weise in welchem Aufbau oder Ablauf anbieten und wie sie konkret gestaltet werden.

## 8.5 Durchführung der Behandlung

Planung von Behandlung als innere Konstruktion soll sich in der Durchführung realisieren. Die Planung definiert also das hypothetische Soll und bietet die Voraussetzung für einen Soll-Ist-Abgleich während und am Ende der Behandlung. In einem stetigen Soll-Ist-Abgleich während der gesamten Behandlung liegt die Garantie dafür, dass die Behandlungssituation angemessen modifiziert werden kann. Die Überprüfung findet auf verschiedenen Ebenen statt. Die AG-ETS stellt vor allem drei Ebenen in den Vordergrund:

**Die interaktionelle Ebene** betrachtet, wie (an diesem Tag) die Kommunikation mit dem Klienten gestaltet werden kann, wie der Klient motiviert werden kann, welche therapeutische Haltung in den verschiedenen Behandlungssequenzen angemessen ist usw. Sie beinhaltet auch eine Reflexion des Therapeuten, ggf. auch des Klienten über die Wirkungen (Gefühlsdimension) und Auswirkung (Reaktionsdimension) der Interaktionen.

**Auf der Planungsebene** wird der voraussichtliche Verlauf und Inhalt der Behandlung betrachtet. In der Regel sollte jede Behandlung damit eingeleitet werden, dass mit dem Klienten besprochen wird, welche Aktivitäten in welcher zeitlichen Struktur für diese Behandlungseinheit vorgeschlagen werden und welche Ziele damit angestrebt werden. Durch diese Absprache geschieht eine gemeinsame Planung, bei der der Klient seine aktuellen Wünsche und Bedürfnisse einbringen kann. Schon hier zeigt sich die enge Verknüpfung mit der interaktionellen Ebene. Hier können sich erste Veränderungen, bezogen auf die ursprüngliche Planung, ergeben. Im weiteren Verlauf der Durchführung zeigt sich, wie und ob die gemeinsam geplanten Vorgehensweisen realisierbar sind. Beispielsweise kann geplant sein, dass ein Klient eine Aktivität über eine bestimmte Zeit hinweg durchführt; er kann sich aber nicht so lange konzentrieren. Durch die Anregung zu angemessenen Pausen und anderer Strukturierung der Arbeit kann an dem Ziel weiter gearbeitet werden.

Der Klient nimmt durch die gemeinsame Vorplanung und den ständigen Austausch über die Realisierung des Plans stetig am Prozess des Soll-Ist-Abgleichs teil.

**Auf der Arbeitsebene** ist zu reflektieren, auf welche Art und Weise das Handlungsangebot situationsangemessen präsentiert und die Tätigkeit des Klienten begleitet wird. Es geht um die Didaktik und die Methodik in der Behandlung, um Fragen von Strukturierung, Verständlichkeit, Klarheit und Prägnanz von Arbeitsanleitungen.
Auf dieser Ebene geht es weiterhin auch um die Wahrnehmung und Gestaltung der Arbeitsumgebung, also die Anpassung der Umwelt auf die unmittelbaren Gegebenheiten und Ereignisse. Ein weiterer Aspekt auf der Arbeitsebene ist die Betrachtung des Arbeitsprozesses (also das Wie des Handelns) und des Arbeitsergebnisses (des Produkts) in Beziehung zu den geplanten Zielen.

Die verschiedenen Aspekte der möglichen Behandlungsgestaltung während der unmittelbaren Durchführung können in diesem Unterricht nur exemplarisch angeschnitten werden. Es sollte deutlich werden, dass jede einzelne Behandlung ihre eigene Dynamik besitzt, dass neue Bedingungen und Voraussetzungen zu berücksichtigen sind und die Prozesse in Wechselwirkung zueinander stehen. Bei der Durchführung der einzelnen Behandlungsstunden gibt es keine wirksamen „Rezepte", vielmehr wird der Therapeut sich flexibel auf die jeweiligen Gegebenheiten einstellen und dabei stets die Einflussfaktoren im Auge behalten müssen.

## 8.6 Auswertung und Dokumentation

Auswertung von Behandlung dient dem Nachweis der Effektivität der therapeutischen Intervention. Die Auswertung von Behandlungen ist ein reflexiver Prozess. Unter Reflexion kann die Fähigkeit verstanden werden, auf eine abgelaufene Situation zurückzublicken, die wesentlichen Elemente wahrzunehmen, sie zu analysieren, sie zu überdenken und bezogen auf das eigene therapeutische Handeln und das Handeln des Klienten mit den Zielen in Beziehung zu setzen.
Auswertung ist auch verbunden mit Evaluation von Behandlung. Unter Evaluation wird hier verstanden, das eigene Handeln und das Handeln des Klienten bezogen auf die Effektivität zu bewerten, also eine konkrete Ergebnissicherung durchzuführen. Während die Reflexion ein Blick zurück im Sinne des Nachdenkens und Betrachtens darstellt, ist die Ergebnissicherung ein Erfassen der aktuellen Situation im Verhältnis zur Ausgangssituation. Durch den Vergleich mit der Ausgangssituation erfolgt Evaluation.
Reflexion und Evaluation fordern Wahrnehmungs-, analytische und Bewertungskompetenz vom Therapeuten. Bezogen auf Inhalt und Vorgehensweisen lassen sich bestimmte Leitfragen formulieren, z.B.:
Sind die aufgestellten Behandlungskriterien beachtet worden und wenn nicht, aus welchen Gründen sind sie vernachlässigt worden?
Sind diese Gründe im Nachhinein akzeptabel, oder was sollte in der nächsten Behandlung mehr Beachtung finden?
War das therapeutische Handeln bei der Durchführung richtig und effektiv, das heißt

war die therapeutische Intervention (Handling, methodische Durchführung, Arbeitsanweisungen, Kommunikation usw.) richtig, und sind die Ziele konsequent verfolgt worden?
An welchen Aktionen und Reaktionen des Klienten wird das deutlich?
War das therapeutische Handeln nicht effektiv genug, warum war dies so, wie könnten andere Lösungen aussehen oder welche besseren Handlungsweisen könnten eingesetzt werden?

Faktoren, die bei der Reflexion mit einbezogen werden, sind:
- Kontakt und Kommunikation auf der Beziehungsebene
- Klarheit und Angemessenheit der Arbeitsanweisungen
- Struktur des Behandlungsverlaufs
- Strukturiertheit des Vorgehens
- Arbeitsplatzeinrichtung und Vorbereitung der Arbeitsmittel
- Auswahl adäquater Medien
- Anwendung der ergotherapeutischen Methodik oder des Handlings
- Die eigene Befindlichkeit und damit einhergehende Beeinflussungsfaktoren
- Die eigene Kompetenz und Flexibilität

Ergebnissicherung ist wie bereits gesagt ein Soll-Ist-Vergleich. Dieser Vergleich kann auf einer qualitativen und auf einer zeitlichen Ebene erfolgen. (In welchem Ausmaß hat sich die Handlungsfähigkeit in welcher Zeit verbessert?)
Grundsätzlich wird die Ergebnissicherung funktionsorientiert und handlungsorientiert durchgeführt, also im Bereich der Grundfunktionen (z.B. hat sich die Sensibilität verbessert) und bezogen auf die Handlungsfähigkeit in den Lebensbereichen (z.B. kann der Klient besser schreiben). Eine Ergebnissicherung ist immer auch eine erneute Situationsanalyse.

Im Prozess von Ergebnissicherung und Evaluation können eine Reihe von Problemen auftreten, die sich ergeben:
- aus der Beziehung (z.B. Ergebnisse werden „geschönt“, um den Klienten nicht zu enttäuschen),
- aus der Situation (z.B. unruhige Situation im Behandlungsraum),
- durch Trendeffekte (z.B. nur unter dem Blickwinkel von sensorischen Integrationsstörungen wahrzunehmen),
- durch Kontrasteffekte (z.B. unter vielen geistig behinderten Menschen wirkt ein lernbehinderter Mensch als kaum behindert),
- Im Übrigen können alle aus der psychologischen Forschung bekannten Beobachtungs- und Beurteilungsfehler auftreten.

Ergebnissicherung setzt voraus, dass die Ausgangssituation des Klienten und der Prozess der Behandlung angemessen festgehalten (dokumentiert) werden. Die Mittel einer solchen Erfassung können variieren. Wesentlich ist, dass mit den gewählten Mitteln auch das erfasst wird, was erfasst werden soll (Validität).
Dokumentation beinhaltet das schriftliche, mitunter auch visuelle Festhalten von Daten des Klienten. Es ist eine Zusammenstellung, Ordnung und Nutzbarmachung von Erkenntnissen. Alle Daten eines Klienten unterliegen in unserem Rechtssystem

dem Datenschutz, genauso wie unser Wissen über Klienten der Schweigepflicht unterliegt. Obgleich diese Grundsätze in der Regel als Worte schon bekannt sind, bedarf es eines differenzierteren Wissens, um den generellen gesetzlichen Anforderungen gerecht zu werden. Hier bietet sich an, Wissen, das die Schüler im Fach Gesetzeskunde erworben haben, auf konkrete Fragestellungen aus der Praxis zu transformieren, z.B. welche Daten dürfen dokumentiert werden, wie sind Daten zu sichern, unter welchen Umständen dürfen Daten weitergegeben oder offen gelegt werden.

Die Dokumentation hat mehrere Funktionen, sie soll Prozesse der Ergotherapie festhalten und deutlich machen. Ihre Hauptfunktion ist die Evaluation.
Die Dokumentation dient unter diesem Gesichtspunkt – wie bereits dargelegt – dazu, eindeutig beurteilen zu können, ob sich an der Situation des Klienten etwas verändert hat, sie stellt einen Beleg für die Effektivität der Behandlung dar. Hier werden alle Dokumente und deren Ergebnisse gesammelt, die bei der Befundaufnahme eingesetzt wurden (Tests, ausgefüllte Checklisten, Fragebogen, Beobachtungsprotokolle usw.), sowie Dokumente, die den Fortschritt des Klienten belegen können. Es ist also eine Sammlung von verschiedenen Assessments, die nachvollziehbar und überprüfbar belegen, ob eine Veränderung eingetreten ist. Das heißt, die Daten, die hier festgehalten sind, sollen messbar bzw. quantifizierbar oder beobachtbar sein.

Dokumentation hat aber auch weitere Funktionen:

- Legalisierung
- Kommunikation
- Information
- Forschungsgrundlage

Die Legalisierungsfunktion erfordert zu dokumentieren, wie häufig ein Klient behandelt wurde und ob er regelmäßig die Behandlungen wahrgenommen hat. Zum einen geht es um ökonomische Interessen und um Interessen der angemessenen personellen Besetzung einer Abteilung bzw. Auslastung der Arbeitskapazität des Therapeuten, zum andern um Motivations- und Selbstregulationsfragen im Hinblick auf den Klienten. Kritisch sollte auch beleuchtet werden, dass Dokumentation mitunter zur Disziplinierung missbraucht wird. Eine der üblichsten Dokumentationsformen ist eine einfache Strichstatistik.

Die Kommunikationsfunktion ist bedeutsam für die Kooperation im Team (intradisziplinär) und für die Zusammenarbeit mit anderen Berufsgruppen (interdisziplinär). Die intra- und interdisziplinäre Zusammenarbeit erfordert, dass wichtige Daten korrekt wiedergegeben und ausgetauscht werden, damit Kollegen die Vorgehensweise und die Ergebnisse der Ergotherapie nachvollziehen können.
Häufig wird eine Karteidokumentation gewählt, oder die Ergebnisse werden in einer Datenbank gesammelt. Wesentliche Inhalte sind dabei:

- Die Behandlungsziele
- Wichtige Behandlungskriterien
- Bisher ausgewählte Verfahren und Methoden

- Bisherige Aktivitäten
- Probleme und Schwierigkeiten
- Zwischenbefunde

Dokumentation als Informationsmittel wird zunehmend wichtiger, da es immer häufiger notwendig ist, gegenüber Dritten (z.B. der Krankenkasse, Ärzten, Kollegen in Praxen) die Behandlungsentwicklung zu beschreiben oder ggf. zu begründen, warum eine Behandlung fortgesetzt werden soll, warum ein bestimmtes Hilfsmittel notwendig ist usw. Nicht zuletzt hat dieses Informationsmittel erhebliche Auswirkungen auf die Verteilung der Mittel.
Die dafür angemessene Dokumentationsform ist der Bericht, der in der Regel nach einer spezifischen Struktur aufgebaut ist:

- Kurzer Ausgangsstatus
- Ziele
- Eingesetzte Methoden
- Verlauf
- Aktueller Status

Dokumentation als Forschungsgrundlage spielt in Deutschland zurzeit noch eine geringe Rolle. Dokumentation zu Forschungszwecken erfordert eine gezielte (Forschungsziel) und geplante (Forschungsdesign) Datensammlung, um unter einer bestimmten Fragestellung zu gültigen Aussagen zu kommen. Es muss hier nicht an große Forschungsvorhaben gedacht werden, auch kleinere Erhebungen könnten zu aussagekräftigen Ergebnissen führen (z.B. die Frage nach der durchschnittlichen Zunahme an motorischen Aktivitäten nach einer distalen Radiusfraktur; welcher Fortschritt ist bei den meisten Klienten nach welcher Zeit mit einer bestimmten Methode zu erwarten). Durch Klärung solcher Fragen hätten Ergotherapeuten einen guten und belegten Maßstab, wann Behandlungen in der Norm verlaufen.

**Literaturangaben**

Scheepers, Clara et al. (Hrsg.): Ergotherapie, Vom Behandeln zum Handeln, Thieme Verlag, Stuttgart 1999

Hagedorn, Rosemary: Ergotherapie –Theorien und Modelle, Thieme Verlag, Stuttgart 2000

Hagedorn, Rosemary: Occupational Therapy – Perspectives and Processes, Churchill Livingstone, 1995

Reed, Kathlyn L.: Concepts of Occupational Therapy, Lippicott Williams and Williams, Philadelphia 1999

Christiansen und Baum: Occupational Therapy – Enabling Function and Well-Being, Slack Inc., Thorofare 1997

Cortellini Benamy B.: Developing Clinical Reasoning Skills – Strategies for the Occupational Therapist, Therapy Slill Builders, Division of the Psychological Corporation, San Antonio 1996

Bruce, A. M. & Borg, B.: Psychosocial Occupational Therapy – Frames of Reference for Intervention, Slack Inc., Thorofare 1993

Cole, M. B.: Group Dynamics in Occupational Therapy, Slack, Inc. Thorofare 1998

A. Frenzel, P. Schmid, P.F. & Winkler, M. (Eds.): Handbuch der personzentrierten Psychotherapie. Ed. Humanistische Psychologie, Köln 1992

Hutterer, Robert / Pawlowsky, Gerhard / Schmid, Peter F. / Stipsits, Reinhold (Hg.): Client-Centered and Experiential Psychotherapy. A paradigm in motion, Frankfurt/M. Peter Lang 1996

Teusch, Ludwig / Finke, Jobst (Hg.): Die Krankheitslehre der Gesprächspsychotherapie. Neue Beiträge zur theoretischen Fundierung, Asanger, Heidelberg 1993

Sachse, R., Lietaer, G., & Stiles, W.B. (Eds.): Neue Handlungskonzepte der Klientenzentrierten Psychotherapie, Asanger, Heidelberg 1992

# 9 THERAPEUTISCHE ROLLE UND PERSÖNLICHKEIT

## Bedeutung des Themas

**Gegenwartsbedeutung:**
Jeder Schüler hat sich im Vorfeld der Ausbildung über seine Berufswahl Gedanken gemacht. Die Motive sind jedoch sehr unterschiedlich: „Mit Menschen arbeiten, Menschen helfen, praktischer Beruf, Verbindung von Kunst/Handwerk, Medizin und Psychologie". Aufgaben und Rolle eines Ergotherapeuten sind jedoch noch wenig reflektiert. Für die Berufsausbildung ist eine weit intensivere, auch theoretische Auseinandersetzung mit dieser Thematik unerlässlich. Die im Zusammenhang mit dem Unterricht gewonnenen Erkenntnisse können die Schüler sowohl auf die eigenen Motive und Motivationen als auch auf die der Klienten beziehen.
In der praktischen Ausbildung geht es dann nicht nur um Motive und Motivation, sondern auch um Normen und Erwartungen, die sich aus der Struktur und aus der Funktion der Tätigkeit ergeben.
Eine theoretische Fundierung mittels soziologischen Wissens über die Bedeutung und die Wirkung von Rollen soll dem Schüler helfen, die Prozesse zu verstehen und für die Therapie zu nutzen. Die Auseinandersetzung mit den spezifischen Rollen des Kranken und des Therapeuten dient der Entwicklung und dem Verständnis von theoretischen Grundhaltungen. Dies ist unabdingbar für eine bewusst und verantwortungsvoll zu gestaltende Klient-Therapeut-Beziehung. Dazu gehört auch die Fähigkeit, eine therapeutische Beziehung zu analysieren und ihre Dynamik hinsichtlich der therapeutischen Zielsetzung förderlich zu entwickeln.

**Zukunftsbedeutung:**
Da die Klient-Therapeut-Beziehung auch konstitutiven Charakter für die Berufsausübung hat, gelten die in der Ausbildung erworbenen Qualifikationen ohne Einschränkungen weiter. Die theoretischen Grundlagen helfen dabei, die beruflichen Situationen ständig zu analysieren mit dem Ziel, die therapeutischen Kompetenzen (Rolle) weiter zu vervollkommnen.
Die Analyse und das Verständnis von Rollen und Rollenverpflichtungen sind auch zentraler Bestandteil der neuen Modelle der Ergotherapie.

**Exemplarische Bedeutung:**
Exemplarisch kann die Anwendung systemischer und interaktionistischer Konzepte in der Praxis für die Analyse und Gestaltung von therapeutischer Beziehung genutzt werden.

THEMA: **9 Therapeutische Rolle und Persönlichkeit**

RICHTZIEL: Die Schüler sollen den Begriff Persönlichkeit im Allgemeinen verstehen und sich ihre eigene Persönlichkeit bewusst machen.
Sie sollen zu ihrer Vorstellung von der Therapeutenrolle kritisch Stellung nehmen.

| **Inhalt** | **Ziele**<br>**Der Schüler soll ...** | **Selbstaktualisierung** | **Verweis** |
|---|---|---|---|
| 9.1 Begriffsverständnis Persönlichkeit | - sich mit subjektiven und vorwissenschaftlichen Erklärungen für Entstehung der Persönlichkeit auseinander setzen. | | |
| 9.2 Motive für die Berufswahl | - sich seine eigenen Motive für die Berufswahl bewusst machen. | Biografische Entwicklung bezogen auf:<br>- Motive der Berufswahl<br>- Motive in der Ausbildung | |
| 9.3 eigene Erwartungen an den Beruf, an die Gesellschaft | - die eigenen Erwartungen formulieren, die vermuteten Erwartungen der Gesellschaft sammeln. | | |
| 9.4 Begriffsverständnis Rolle | - ein erstes Begriffsverständnis aus den vorangegangenen Überlegungen ableiten. | Auseinandersetzung mit eigenen Bedürfnissen (z.B. Anerkennung und Wertschätzung, Selbstverwirklichung, Sicherheit, Zuwendung u. Liebe) | |
| 9.5 Einführung in die Rollentheorie<br>- Rollenhandeln<br>- Rollenerwartungen<br>- Rollendistanz<br>- Rollenkonflikte<br>- Rollenambiguität | - die verschiedenen Aspekte in ihren Sinnzusammenhängen und Wechselwirkungen darstellen. | | |
| 9.6 Klient-Therapeut-Beziehung (therapeutische Persönlichkeit)<br>- Haltung<br>- Nähe / Distanz<br>- Dauer / Wechsel<br>- Kooperation<br>- Grundlagen: symmetrisch, komplementär, metakomplementär (Schulz von Thun) | - die Definition verstehen, die Therapeutenrolle aus verschiedenen Perspektiven problematisieren.<br>- darüber reflektieren, welche der mit der Therapeutenrolle verbundenen Normen und Erwartungen er übernehmen will.<br>- Wünsche und Befürchtungen der eigenen Rolle formulieren.<br>- Beziehungsarten beschreiben. | | therapeutic use of self |
| - Möglichkeiten der Beziehungsgestaltung (Setting,therapeutische Grundhaltung,therapeutisches Bündnis) | - Möglichkeiten der Beziehungsgestaltung erproben und unter therapeutischen Gesichtspunkten auswerten. | | |

| | | | |
|---|---|---|---|
| - Beziehungsprobleme in der therapeutischen Arbeit (z.B. Asymmetrie, Mitarbeit des Klienten [Compliance], Übertragung / Gegenübertragung) | - Beziehungsprobleme erfassen und daraus Handlungsstrategien entwickeln.<br>- darüber nachdenken, welche Entwick lungsaufgaben sich daraus ableiten.<br>- die eigene Persönlichkeit als Wirkfaktor in der Therapie kennen. | | |
| 9.7 Problemfelder<br>- Ausgestaltung der beruflichen Rolle und Identität<br>- Vielfältigkeitschancen und Vielfältigkeitsdruck<br>- Umgang mit Problemen der Geschlechtsstereotypien<br>- Umgang mit Möglichkeiten von Ohn-macht und Omnipotenz<br>- Umgang mit den Aufgaben der Kooperation<br>- Umgang mit den vielfältigen Lebenswelten des Klienten<br>- Umgang mit Nähe und Distanz<br>- Umgang mit der Tragik des Arbeits-fel- des | (siehe Sachanalyse) | | |

# Sachanalyse

# 9 Therapeutische Rolle und Persönlichkeit

## 9.1 Vorbemerkung

Eine Sachanalyse zu diesem Thema steht vor besonderen Problemen. Geht man von der Grundannahme aus, dass dieses Thema nicht die Zusammenhänge von therapeutischer Rolle und eigener Persönlichkeit, sondern die von therapeutischer Rolle und therapeutischer Persönlichkeit meint, dann stellt sich die Frage, was denn mit therapeutischer Rolle und therapeutischer Persönlichkeit gemeint ist.

Sichtet man Literatur unterschiedlichster therapeutischer Richtungen, zeigt sich, dass in Hinblick auf therapeutische Rollen (Erwartungen an Befinden und Verhalten) eine Reihe von Hinweisen gegeben werden. Diese Hinweise sind aber immer mit spezifischen Methoden und deren theoretischen Grundlagen verknüpft; z.B. beschreibt die Gesprächstherapie eine Reihe von Aufgaben und Verhaltensweisen für die therapeutische Rolle. Diese sind jedoch die Konsequenz aus der Humanistischen Psychologie als theoretischer Grundlage. (vgl. 7 Klientenzentrierte Gesprächsführung)

In der Literatur zum Thema Persönlichkeit stößt man auf die unterschiedlichsten Themen und Theorien: Persönlichkeitstheorien bzw. -modelle, Persönlichkeitsentwicklung, Persönlichkeitsstörungen etc. Der Begriff „therapeutische Persönlichkeit“ wird aber fast ausschließlich zur Charakterisierung von besonderen Personen im Gesundheits- und Sozialwesen benutzt und meint dann überwiegend eine Persönlichkeit mit spezifischer Haltung und Ausstrahlung.

Gibt es überhaupt konzeptunabhängige Faktoren, die über alle therapeutischen Schulen und Berufe hinweg die Rolle und Persönlichkeit von Therapeuten prägen (sollten)? Die AG-ETS sieht sich nicht in der Lage, diese Frage fundiert zu beantworten.

Gibt es wenigstens konzeptunabhängige Faktoren, die über alle Arbeitsfelder und Methoden der Ergotherapie hinweg die Rolle und Persönlichkeit des Ergotherapeuten prägen (sollten)? 1995 schreibt Scheiber: „Eine gute Therapeutin geht auf die Probleme und Bedürfnisse des Klienten ein, fördert seine Autonomie, nimmt ihn ernst, tröstet, unterstützt, ermutigt und schützt ihn, gibt ihm das Gefühl von Angenommen- und Aufgehobensein und lässt ihn Freude und Trauer erleben.“ (S. 39) Dieses Bild ist sicherlich nicht falsch, verweist in dieser generellen Art und Weise aber eher auf gesellschaftlich akzeptierte Bilder einer guten Mutter und lässt keine berufsspezifischen Züge deutlich werden. Der Konsens liegt wahrscheinlich am ehesten in einer Neigung der Ergotherapie zu Positionen der humanistischen Psychologie begründet und könnte anhand der drei Grundvariablen Empathie, Kongruenz und Authentizität ausgedrückt werden. (vergl. Hagedorn, 1995, S.108; Bruce & Borg, 1993)

Die AG-ETS geht davon aus, dass ergotherapeutische Methoden nur im Zusammenhang mit der Beziehung zwischen Ergotherapeut und Klient wirksam werden können. Ergotherapie ist ein Beruf, für den die persönliche Beziehung, Kommunikation und Interaktion mit den Klienten wichtige berufliche Instrumente darstellen. Schüler müssen also nicht nur Wissen und Fähigkeiten erwerben. Sie müssen auch die eigene Persönlichkeit für den Lebensbereich „Berufspraxis" entwickeln bzw. entfalten. Sie müssen in unterschiedlichen Arbeitsfeldern und Settings ihre Rolle finden können.

## 9.2 Persönlichkeit und Berufswahl

Persönlichkeitsentwicklung im Erwachsenenalter allgemein sowie spezifisch in Hinblick auf eine bestimmte Berufswahl oder -tätigkeit ist kaum Gegenstand wissenschaftlicher Forschung. Die Psychologie hat eine Unzahl von Theorien zur Persönlichkeit entwickelt, jedoch sind diese Arbeiten sehr unterschiedlich in ihrem Erkenntnisinteresse, ihren Forschungsparadigmen und ihren Methoden. Es werden jeweils sehr unterschiedliche Aspekte von Persönlichkeit betrachtet. Mit Oerter (1995) soll hier zwischen trait-orientierten und stadienorientierten Ansätzen unterschieden werden.

Trait-orientierte Ansätze zielen darauf ab, Eigenschaften von spezifischen Persönlichkeits-Typen zu bestimmen. Dies geschieht auf der Grundlage von Selbst- oder Fremdeinschätzung. Stadienorientierte Ansätze zielen darauf, Persönlichkeitsentwicklung in den Mittelpunkt zu stellen. Es wird versucht, Stadien oder Phasen zu bestimmen, die mittels spezifischer Entwicklungsaufgaben oder Konflikten zu bestimmten „Ergebnissen" führen. Die Forschungen interessieren sich dafür, inwieweit und wodurch es für den Einzelnen oder auch für eine Gruppe zu einer gewissen Stabilität der Persönlichkeit kommt und inwieweit und wodurch Veränderungen und Entwicklungen notwendig werden, gelingen oder misslingen.

Trait-orientierte Ansätze untersuchen z.B. Faktoren wie

- Neurotizismus (z.B. ruhig versus unruhig, empfindlich versus selbstbewusst, robust versus verletzlich).
- Extraversion (z.B. reserviert versus zugewandt, zurückgezogen versus gesprächig, spontan versus gehemmt).
- Offenheit (z.B. einfallslos versus fantasievoll, kreativ versus unkreativ, konventionell versus originell)
- Verträglichkeit (z.B. misstrauisch versus vertrauensvoll, penibel versus großzügig, kritisch versus nachsichtig)
- Gewissenhaftigkeit (z.B. oberflächlich versus bewusst, zuverlässig versus unzuverlässig, ziellos versus ehrgeizig).
- (vgl. Costa und McCrae, 1988, in Oerter, 1995)

Als eines der bekanntesten stadienorientierten Modelle, auch innerhalb der Ergotherapie, muss das Modell Eriksons gelten. Dieser postulierte 1959 acht Stadien der Persönlichkeitsentwicklung. Die Sicht auf die jeweiligen Entwicklungskrisen und deren Lösung beruhen auf einem psychoanalytischen Ansatz.
Beide Ansätze gehen eher davon aus, dass Persönlichkeitsentwicklung sich weitgehend universell vollzieht. Daneben existieren aber auch so genannte kontextuelle

Modelle. Diese beruhen auf der Annahme, dass sich die Persönlichkeitsentwicklung in großem Umfang durch den jeweiligen Lebenskontext – und dies meint im Rahmen unserer Gesellschaft insbesondere den Beruf – vollzieht.

Eine Reihe von Arbeiten belegen, dass das Ausmaß von Restriktivität und Komplexität der Arbeit (z.B. Grad der Selbständigkeit, Anteil sich immer wiederholender Tätigkeiten und Routinen) Auswirkungen auf die Persönlichkeit im weitesten Sinne hat. Nach Hoff (1994 in Oerter) geht psychisches Leiden generell eher mit hoch restriktiver Erwerbstätigkeit einher und mentale Gesundheit eher mit geringer Restrestriktivität. Ähnlich beschreiben Kohn und Schooler (1983 in Oerter, S. 474), dass ein hohes Maß an Komplexität und hohe Anforderungen an die Selbständigkeit einhergehen mit ausgeprägtem intrinsischem Interesse an der Arbeit, einem positiven Selbstkonzept und der Annahme einer hohen Selbstwirksamkeit.
Es liegen keine Untersuchungen dazu vor, inwieweit speziell eine therapeutische oder gar ergotherapeutische Berufstätigkeit verändert. Allenfalls allgemeine Befunde wären auf Auswirkungen dieser Berufstätigkeit zu beziehen.
Das Thema verweist also kaum auf explizit vorliegende Theorien oder Ergebnisse. Stattdessen charakterisiert es eher ein praktisches Problemfeld: Erfahrungen in der ergotherapeutischen Ausbildung legen nahe, dass Ergotherapieschüler auf dem Hintergrund spezifischer Verhaltensdispositionen und Kompetenzen diese Ausbildung wählen und dass sie von den Schulen auch in Bezug auf spezifische Dispositionen ausgewählt werden. Hierzu können allerdings nur Hypothesen geäußert werden.
Auf der Schülerseite spielt häufig eine Rolle, sich für einen praktischen Beruf mit vielseitigen Arbeitsmöglichkeiten, für einen Beruf, der Menschen hilft, zu entscheiden. Es handelt sich hierbei um Motive, die sich sowohl auf die eigenen Kompetenzen als auch auf den gewählten Beruf bzw. das Berufsfeld beziehen.
Schulen wählen häufig Auswahlkriterien wie: Ausgeglichenheit, Entwicklungsfähigkeit, psychische Stabilität, Selbstbewusstsein, Beziehungsfähigkeit, Kreativität, Spontaneität, Zuverlässigkeit, mündliche und schriftliche Ausdrucksfähigkeit, Reflexionsvermögen.

Für die Schüler und die Schule besteht die Aufgabe darin, diese Anfangsmotivation in eine stabile Verlaufsmotivation umzuwandeln. Dies gelingt umso besser, je mehr sich die Schüler ihrer Motive der Berufswahl bewusst werden und diese realistisch überprüfen. Gleichzeitig ist damit ein Fundament geschaffen für die spätere Reflexion der Therapeutenrolle.

## 9.3 Einführung in die Rollentheorie

Die soziale Welt, auch die von ergotherapeutischer Ausbildungs- und Berufspraxis, ist dadurch gekennzeichnet, dass sie durch Erwartungen bestimmt wird, die an soziale Positionen geknüpft werden: Schüler haben bestimmte Erwartungen an Lehrkräfte, Lehrer haben bestimmte Erwartungen an Schüler, Klienten haben bestimmte Erwartungen an Therapeuten usw. In der Soziologie werden diese Erwartungen und die damit verbundenen Verhaltensmuster unter den Begriff „Rolle" gefasst. Alle Menschen nehmen in ihrem Leben gleichzeitig mehrere Rollen ein.

Das Zusammenleben und -arbeiten vieler Menschen wird durch solche Rollen erleichtert, da mit den Rollen jeweils soziale Regeln verbunden sind. Solche Regeln beziehen sich auf die Aufgaben, Verhaltensmuster, Routinen etc.

Die Rollensoziologie bietet hierzu ein Begriffs- und Analyseinstrumentarium sowie erklärende Theorien. Zu den jeweiligen gesellschaftlichen Rollen gehören Erwartungen an das Rollenhandeln beispielsweise in der Art und Weise, wie Scheiber die „gute Therapeutin" beschreibt (vgl. Scheiber, S. 39). Gleichzeitig gehört dazu aber auch eine gewisse Rollendistanz, damit die jeweilige Person nicht Gefahr läuft, in der Rolle aufzugehen, so dass sie sich in anderen Lebensbereichen oder -situationen nicht mehr anders verhalten kann. Da alle Menschen Mehrfachrollen haben (z.B. Mutter und Beruf), kommt es zwangsläufig zu Rollenkonflikten. Diese Rollenkonflikte sind in gewissem Umfang dadurch auszubalancieren, dass man zu einer Rollenambiguität fähig ist und das Handeln nicht nach starren Regeln, sondern nach situativen Erfordernissen ausrichten kann.
Ein Grundinventar an Rollen wird während der kindlichen Entwicklung erworben. Gerade in Hinblick auf unsere Rollen lernen wir jedoch lebenslang. Jedes Lebensalter, jede neue Position in Beruf, Familie aber auch Freizeit ist mit neuen Rollenerwartungen verknüpft, aber auch mit Möglichkeiten und manchmal Notwendigkeiten, diese Rollen neu zu gestalten.

Natürlich wirken im Zusammenhang mit der beruflichen Rolle gemachte Erfahrungen auf die Persönlichkeit zurück. Erwerbstätigkeit ist in unserem Kulturkreis der Ausgangspunkt für die Einkommensverteilung, den Status und das Sozialprestige des Einzelnen. Unsere Arbeit bestimmt zudem unseren Tagesrhythmus und die gesamte Lebensspanne. Sie bestimmt für die meisten aber auch Werthaltungen wie „Sinnerfüllung" oder „Selbstentfaltung".

## 9.4 Klient-Therapeut-Beziehung

Die therapeutische Beziehung ist ein Sonderfall menschlicher Beziehung. Die Beziehung zwischen Therapeut und Klient ist geprägt durch Rollenerwartungen, die an Klienten- und Therapeutenrolle gebunden sind und über die jeweiligen Selbst- und Fremdbilder kommuniziert werden.

Spezifische Kenntnisse und Fähigkeiten des einen (des Therapeuten) und spezifische Wünsche und Probleme des anderen Beziehungspartners (Klienten) und umgekehrt sowie eine bestimmte Zeit-Raum-Konstellation führen zu einer speziellen Beziehungsform. Jede konkrete Klient-Therapeut-Beziehung verweist auf typische Merkmale, die auf drei Ebenen thematisiert werden können:

- grundlegende Strukturen, z.B. symmetrische komplementäre Beziehung
- Möglichkeiten der Beziehungsgestaltung, z.B. das Setting, die therapeutische Grundhaltung
- mögliche (Ursachen von) Beziehungsprobleme(n), z.B. Asymmetrie.

In diesem Rahmen haben sowohl der Therapeut als auch der Klient viele Möglichkeiten, die Beziehung zu gestalten. Aufseiten des Therapeuten gehören zu einer verantwortlichen Beziehungsgestaltung die Möglichkeit und die Fähigkeit, Beziehungsprobleme zu erkennen, anzusprechen und zu lösen.

Die schon erwähnte Nähe der Ergotherapie zur humanistischen Psychologie im Allgemeinen und zu theoretischen Grundlagen der klientenorientierten Gesprächstherapie im Besonderen legt eine Grundorientierung an dem nahe, was Rogers als „fully functioning person" bezeichnet.

Bender fasst die Charakteristika einer „fully functioning person" wie folgt zusammen:
- Sie ist offen für ihre Erfahrungen, zeigt also keine Verteidigungshaltungen. Daher sind alle Erfahrungen dem Bewusstsein zugänglich und die Symbolisierungen bilden die Erfahrungen gut ab.
- Das Selbstkonzept stimmt mit ihren Erfahrungen gut überein und verändert sich flexibel im Prozess der Assimilation neuer Erfahrungen.
- Erfahrungen unterliegen der Bewertung durch den organismischen Bewertungsprozess, der fortlaufend unter dem Gesichtspunkt der Befriedigung des Organismus Erfahrungen neu bewertet.
- Die Person erfährt sich selbst als Maßstab für die Bewertung ihrer Erfahrung.
- Sie erfährt uneingeschränkte Wertschätzung, hat dementsprechend keine Werthaltungen aufgebaut und kann in jeder Situation ihr Verhalten als einzigartige und kreative Anpassung gestalten.
- Sie erfährt den organismischen Bewertungsprozess als vertrauenswürdige Leitlinie zu befriedigendem Verhalten. Diese Sicherheit bezieht sie daraus, dass alle Erfahrungsdaten ihr verfügbar sind und von ihr genutzt werden können, ohne Verzerrung oder Leugnung im Bewusstsein. Dies trifft auch für die erfahrenen Konsequenzen zu.
- Wenn sie die höchstmögliche Befriedigung nicht erreicht, weil sie nunmehr wichtige Erfahrungen nicht machen konnte (ihr also Daten zur Beurteilung fehlen), kann sie dies korrigieren, indem sie neue Erfahrungen durch ein effektives Abtesten der Realität macht.

  (vgl. Bender, in: Sieland, Siebert, 1991, S. 112 f)

## 9.5 Problemfelder

Beyermann beschreibt, dass Ergotherapieschüler sich im Rahmen der Ausbildung mit der Entwicklung einer jeweils eigenen beruflichen Identität beschäftigen müssen (vgl. Beyermann, 2001). Die Schüler müssen sich mit beruflich immer wieder auftretenden Aufgaben und Anforderungen an ihr eigenes Befinden und Erwarten ausei-nander setzen. Das umfasst u.a.

- die Ausgestaltung der eigenen beruflichen Identität und Rolle
- den Umgang mit der Vielfältigkeitschance und dem Vielfältigkeitsdruck, die mit dem Beruf der Ergotherapie verbunden sind
- den Umgang mit dem Problem der Geschlechterstereotypien
- den Umgang mit Möglichkeiten von Ohnmacht und Omnipotenz
- den Umgang mit der Aufgabe der Kooperation.

Jeder Schüler muss im Rahmen geeigneter Erfahrungs- und Reflexionsangebote in jedem der genannten Punkte seine eigene Balance finden und diese wahrscheinlich im Laufe seiner Berufstätigkeit immer wieder neu bestimmen.

Wie für viele Berufe gilt auch für die Ergotherapie, dass nicht mehr weitgehend vorgefertigte standardisierte Rollen zur Verfügung stehen, die Verhaltenssicherheit ermöglichen und Identität absichern. Berufliche Rollen sind spätestens seit der Mitte des 20. Jahrhunderts einer steten dynamischen Entwicklung und Ausdifferenzierung unterworfen. Egal ob Bäcker, Polizist oder Ergotherapeut, man wird seine zukünftige berufliche Tätigkeit nur noch zu einem stetig geringer werdenden Anteil damit gestalten können, dass man auf allgemein anerkannte und geforderte Verhaltensstandards, Rollenmuster und Routinehandlungen zurückgreift. Stattdessen steigen die Anforderungen an lebenslanges Lernen, an situations- und adressatenangepasstes Handeln, an vielfältige Verhaltensmöglichkeiten ständig. Hierin liegen Chancen für die Entwicklung von Fähigkeiten aber auch eine Ursache für immer wieder entstehende Verunsicherung und Orientierungslosigkeit. Solche Veränderungen lassen sich anhand des sich wandelnden Berufsbildes deutlich machen.

Spannungsfelder müssen an jedem Arbeitsplatz mit jedem Klienten neu ausbalanciert werden. Für solche Spannungsfelder (z.B. zwischen Ohnmacht und Omnipotenz) existiert nicht die Lösung für jede Person und für alle Situationen. Viele Spannungsfelder tauchen im Rahmen von Ausbildung erst auf und müssen als generelle Phänomene bewusst und nicht als individuelles Versagen aufgefasst werden, da die Schüler bis dato noch keine Berufspraxis haben. Ein weiteres Spannungsfeld ergibt sich daraus, dass Ergotherapie immer noch ein traditioneller Frauenberuf ist. Dies ist den Schülern zwar bekannt, sie erfassen aber nur allmählich damit verbundene weitere Aspekte wie Status, Erwartungen an Verhalten, aber auch Bezahlung. Im Rahmen der Ausbildung erfahren Schüler einen Rollenwechsel von demjenigen, der lernt, zu demjenigen, der behandelt, informiert, berät etc. und damit verbunden Probleme der Balance zwischen Abhängigkeit und Autonomie.

Nicht nur der Umgang mit sich und der eigenen Rolle, auch der Umgang mit Klienten stellt Schüler und Berufsanfänger vor neue Aufgaben. Das umfasst nach Beyermann u.a.:

- den Umgang mit den vielfältigen Lebenswelten der Klienten
- den Umgang mit dem Problem von Nähe und Distanz
- den Umgang mit der (potenziellen) Tragik des Arbeitsfeldes.

Schüler, die häufig nur die eigene Familie, die eigene Peer-Group, die eigene Lebenswelt kennen, lernen spätestens im Rahmen der praktischen Ausbildung Menschen anderer Schichten, anderer Lebensformen und -stile, anderer Nationen und damit Kulturen kennen. Sie müssen sich damit auseinander setzen, dass Selbstverständlichkeiten des sozialen Umgangs, moralischer Normen etc. und auch scheinbare Tatsachen wie Schmerz und Erkrankung sehr unterschiedlich wahrgenommen und gelebt werden.

Schüler, die auch soziale Umgangsformen wie Nähe und Distanz bisher als Selbstverständlichkeit im familiären Umfeld gelernt und in der Schule und in der Peer-Group ausdifferenziert haben, müssen nun für die Berufspraxis als Therapeut Nähe und Distanz neu definieren. Die Berufspraxis umfasst auch intime Körperwahrnehmungen und -berührungen bei weitgehend fremden Menschen. Gleichzeitig geht es um die Gestaltung einer sozialen Beziehung, die auf der einen Seite als therapeutische Beziehung große Nähe herstellt und auf der anderen Seite als berufliche Beziehung viele Aspekte einer privaten Freundschaft nicht enthalten kann.

Ergotherapeuten sind immer wieder damit konfrontiert, dass am Ende ihrer Arbeit nicht nur Heilung steht, sondern dass auch chronische Krankheit, Behinderung sowie Sterben und Tod Teil ihres beruflichen Alltags sind. Sie begleiten häufig das Abschiednehmen von Lebensentwurf und Identität. Es ist ihre Aufgabe, eine Balance zwischen empathischem Verstehen und affektiver Verstrickung in Klientenprobleme zu halten. Auch eigene Ängste und Unsicherheiten angesichts dieser oft tragischen Erfahrungen im Arbeitsfeld sind zu verarbeiten.

Aus rollentheoretischer Sicht bewegt sich ergotherapeutisches Berufshandeln in einigen Spannungsfeldern:
- zwischen der Distanz des (diagnostischen) Beobachters und der Nähe der Zusammenarbeit im therapeutischen Prozess
- zwischen der Distanz des Grenzenziehens, um den Klienten Selbständigkeit zu ermöglichen, und der Nähe aus (Mit-) Verantwortung für den Rehabilitationsprozess
- zwischen der Distanz des Grenzenziehens, um sich selbst zu schützen und Überforderung zu vermeiden (Helfersyndrom), und der Nähe des Helfen-wollens
- zwischen den Ansprüchen auf eine „nahe“, möglichst individuelle und ganzheitliche Therapie und der „distanzierten“ Realität einer zeitlich terminierten 30- bis 45-Minuten-Therapie.

In diesem Zusammenhang können auch Gefahren des Helfer-Syndroms und des Burn-Outs angesprochen werden.

## Literaturangaben

Beyermann, Gisela: Woher – Wohin? Didaktischer Leitfaden zur Ausbildungsplanung in den Gesundheitsberufen am Beispiel der Ergotherapie, Idstein 2001

Hoff, Ernst-H.: Frühes Erwachsenenalter: Arbeitsbiographie und Persönlichkeitsentwicklung, in: Oerter, Rolf; Montada, Leo (Hrsg.): Entwicklungspsychologie, Weinheim 1995, S. 423ff

Oerter, Rolf; Montada, Leo (Hrsg.): Entwicklungspsychologie, Weinheim 1995

Scheiber, Ingrid: Ergotherapie in der Psychiatrie, Köln 1995

Sieland, Bernard; Siebert, Madlen (Hrsg.): Klinische Psychologie für Pädagogen, Eine Einführung, Aachen 1991

# 10 UNTERSTÜTZUNG, BERATUNG UND EINBEZIEHUNG VON ANGEHÖRIGEN IN DIE THERAPIE

## Bedeutung des Themas

**Gegenwartsbedeutung:**
Die Schüler haben in der Regel eine erste Vorstellung von der Bedeutung, die Krankheit und Behinderung für den Betroffenen haben. Ihr Blick ist aber zumeist noch nicht darauf gerichtet, welche Bedeutung und Konsequenzen Krankheit und Behinderung für das soziale Umfeld, insbesondere für die Angehörigen haben. In der praktischen Ausbildung begegnen sie Angehörigen und deren Wünschen, Sorgen, Vorstellungen und Aufgaben. Der Umgang damit erfordert Gesprächs- und Beratungskompetenz. Die Fähigkeit zum Perspektivenwechsel ist notwendig, um unterschiedliche Sichtweisen von Therapeuten und Klienten und die Erwartungen von Angehörigen zu erkennen und sich darauf einzustellen.

**Zukunftsbedeutung:**
Berufliche Erfahrungen, neue Konzepte der Ergotherapie und Erkenntnisse der Bezugswissenschaften weisen eindeutig darauf hin, dass eine erfolgreiche Einbeziehung der Angehörigen in den Prozess von großer Bedeutung ist. Mit der Zunahme der ambulanten Versorgung und der Hauspflege steigen die Anforderungen an die Angehörigen und erhöht sich der Beratungsbedarf. Bei einem derartigen Verständnis von Ergotherapie ist Angehörigenarbeit zwingend erforderlich.

THEMA: **10 Unterstützung, Beratung und Einbeziehung von Angehörigen in die Therapie**

RICHTZIEL: Die Schüler sollen den Prozess der Zusammenarbeit mit den Angehörigen als wichtigen Faktor für die Therapie verstehen lernen und Aufgaben der Ergotherapeuten in diesem Bereich kennen.

| **Inhalt** | **Ziele**<br>**Der Schüler soll ...** | **Selbstaktualisierung** | **Verweis** |
|---|---|---|---|
| 10.1 Bedeutung von Krankheit und Behinderung für Angehörige | - verstehen, welche Bedeutung und Funktion das soziale Umfeld in Zusammenhang mit Krankheit und Behinderung hat. | | Sozialwissenschaften: Modelle der Krisenverarbeitung |
| 10.2 Bedeutung der Kooperation<br>- für den Therapeuten<br>- für die Angehörigen<br>- für den Klienten | - verstehen, welche Bedeutung die Kooperation für die Beteiligten hat. | | |
| 10.3 Strukturelle Aufgaben:<br>- aufklären<br>- informieren<br>- anleiten<br>- unterstützen | - Anlässe und Ziele der Ergotherapie beschreiben. | | |
| 10.4 Wünsche, Vorstellungen und Ressourcen der Angehörigen z.B.:<br>Widerstand und Abwehr<br>Co-Therapie<br>Nähe und Distanz<br>Konkurrenz<br>Umgang mit Grenzen | - Möglichkeiten und Grenzen der Arbeit mit Angehörigen kennen.<br>- grundlegende Problemstellungen und deren Ursachen in der Angehörigenarbeit kennen. | | Psychologie<br>Gesprächsführung |
| 10.5 Unterschiedliche Sichtweisen von Therapeuten und Angehörigen auf den Betroffenen | - erkennen, dass die unterschiedliche Beziehung zum Klienten zu unterschiedlichen Sichtweisen / Verhalten führt. | | |
| 10.6 Verhalten und Beratungsstrategien in den unterschiedlichen Phasen der Krisenbewältigung | - Strategien und Methoden von Vorgehensweisen in der Beratung entsprechend der jeweiligen Phase der Krisenberatung nennen und anwenden können. | | |

# Sachanalyse

## 10 Unterstützung, Beratung und Einbeziehung von Angehörigen

### 10.1 Vorbemerkung

Die Zusammenarbeit mit Angehörigen ist eine Aufgabe des Ergotherapeuten. Sie hat durch verändertes konzeptionelles Denken in der Ergotherapie an Bedeutung gewonnen. Der Klient wird stärker als bisher als Teil eines Systems gesehen, seine Krankheit wird nicht mehr ausschließlich als medizinisches, als individuelles Problem betrachtet, sondern als ein Geschehen, das die Rolle des Klienten verändert und alle Rollen in seinem familiären System. Ergotherapeuten, die in diesem Verständnis arbeiten, müssen therapeutische Angebote machen, die Angehörige mit einbeziehen.

Andererseits sind die Strukturen im Arbeitsfeld des Ergotherapeuten immer noch vorwiegend von der naturwissenschaftlich-medizinischen Denkweise geprägt. Das führt dazu, dass für eine Kooperation mit Angehörigen kaum Zeit eingeräumt wird. Hinzu kommt, dass bei vielen Therapeuten, aber auch bei Angehörigen die innere Überzeugung zu finden ist, dass die Krankheit und damit auch die Heilung eine „Sache" sind, welche die Therapeuten und der Betroffene ausschließlich miteinander zu „regeln" haben.
So entsteht leicht ein Dilemma. Therapeuten berücksichtigen zu wenig, dass Krankheit und Behinderung das Gleichgewicht in einer Familie stören. Sie sind versucht, Verantwortungen für den Klienten zu übernehmen, die ihnen nicht „zustehen" und damit zugleich die Angehörigen von Verantwortung fern halten, die sie behalten sollten. Rotthaus (1995) bemerkt dazu, dass Therapeuten und Betreuer in Gefahr geraten, „... Verantwortung für andere zu übernehmen. Sie kombinieren Verantwortung für andere mit Therapie und schaffen damit eine Position der Allmacht. Die Eltern werden in die Position des komplementären Korrelats gedrängt: Das ist Ohnmacht." Diese Aussage kann mit graduellen Unterschieden auf erwachsene Klienten übertragen werden. Krankheit, Behinderung und altersbedingte Einschränkungen stellen immer eine zumindest zeitweise Minderung der Handlungsfähigkeit, einen Teilverlust der Autonomie und eine Zunahme an Abhängigkeit dar.

Das Dilemma ist die daraus resultierende Kommunikations- und Interaktionsstörung: Allmächtige Personen leisten viel, sie wünschen sich Dank, sie sehnen sich gleichzeitig nach Entlastung. Dies kollidiert aber oft mit der Furcht vor Verlust an Bedeutungserleben.
Ohnmächtige Personen möchten ihrer Ohnmacht nicht begegnen, sie möchten keine Veränderungen, keine Situationen, in denen sie sich unsicher fühlen. Sie können deshalb oft nicht aufgeschlossen und flexibel kooperieren.

## 10.2 Die Zusammenarbeit mit Angehörigen

Behinderungen und Erkrankungen, die das Leben beeinträchtigen – laut WHO (1998) „Schädigungen, die es dem Betroffenen unmöglich machen, seine Rolle zu verwirklichen und Erwartungen zu erfüllen, die an sein Geschlecht, sein Alter und seine Stellung innerhalb der Gruppe, in der er lebt, gestellt werden" – sind eine große Belastung für das familiäre System. Die Familie ist zeitweilig oder auf Dauer mit einem Verlust konfrontiert, mit einer Krise, die sie erst bewältigen muss und deren Auswirkungen den Klienten direkt betreffen.

Anna Maria Sorrentino (1988) sagt dazu: „Der physisch oder psychisch Behinderte ..... ist für das familiäre System eine wesensfremde Tatsache, die als arges Schicksal erlebt wird, das zusätzlich von intensiven Gefühlen der Abwehr und Auflehnung begleitet wird. Eine derartige Auffassung von Wesensfremdheit wird vom Behinderten selbst sehr rasch als seine eigene übernommen. Er befindet sich in der Situation, einen Teil seiner selbst nicht zu mögen und abzulehnen, weil dieser von denen, die er liebt, abgelehnt wird."

Schwere Krankheiten und Behinderungen, also Nichtvollkommenheit, sind in unserer Kultur eine Herausforderung, welche die Frage der Schuld in den Raum stellen und entsprechende Reaktionen und Abwehr hervorrufen. Sie verlangen nach Vermeidung und Beseitigung und sind, da dies nicht gelingt, eine Infragestellung für eine Gesellschaft, in der mit entsprechender Anstrengung alles machbar sein soll. Davon sind Klient, Angehörige und Therapeut beeinflusst.

Kooperation ist unter diesen Voraussetzungen eine schwierige Aufgabe. Sie ist aber zum Erreichen der gemeinsamen Ziele für alle Beteiligten notwendig. Die Qualität der Beziehungen, in die der Klient eingebunden ist, bestimmt in hohem Maße die Wirksamkeit der therapeutischen und rehabilitativen Maßnahmen. Beste Behandlungsprogramme und hochengagierte Therapeuten können nicht erfolgreich wirksam werden, wenn nicht auf das emotionale Gleichgewicht innerhalb der Familie des Klienten geachtet wird. Der Therapeut sollte darauf achten, ob das angebotene Behandlungsprogramm das familiäre System erhält, stabilisiert oder schädigt, um nicht gegen die eigenen angestrebten Ziele zu arbeiten. (Vgl. Sorrentino,1988)
Mit einer gelungenen Kooperation erhält er Einblick in das System, in das er partiell eintritt. Er kann die Ressourcen der Familie kennen lernen und die spezifischen Lösungen berücksichtigen, die diese Familie gefunden hat. Er muss sich darauf einstellen, dass eine durch die Therapie veränderte Position des Klienten ein vorher vorhandenes Gleichgewicht zerstört und neue Lösungen von der Familie fordert.

Für die Angehörigen resultiert aus einer zufrieden stellenden Kooperation eine Verminderung von Unsicherheiten, Ängsten und Überforderungen. Von Ergotherapeuten können sie darüber aufgeklärt werden, wie sich die Erkrankung auf die Handlungsfähigkeit des Klienten auswirken kann. Sie erhalten Informationen über Ziele und Behandlungsmöglichkeiten der Ergotherapie und deren Wirkweise. Sie erhalten Beratung darüber, wie sie alltägliche Probleme mit Hilfe eigener und fremder Ressourcen meistern können. Sie erfahren auch, dass ihre Rolle als Familienangehöriger keine Therapeutenrolle sein kann und darf und dass ein Therapeut mit all seinen Kompetenzen nie ein besserer Angehöriger für diesen Menschen wäre.

Der Klient profitiert ebenfalls von der sinnvollen Kooperation zwischen Therapeut und Angehörigen, indem die Angehörigen in ihrer Rolle wertgeschätzt und unterstützt werden und der Klient in seiner ganzen Persönlichkeit sichtbar wird. Die Angehörigen verstehen die Situation des Klienten besser, sie neigen weniger dazu, ihn zu über- oder unterfordern. Indem der Therapeut das System des Klienten kennt und achtet, kann er sich mit seinem Angebot besser darauf einstellen. Er vermeidet Allianzen mit dem Klienten oder mit dessen Angehörigen, die deren gegenseitige Beziehungen stören.

Aufgabe des Ergotherapeuten ist die Aufklärung über die Auswirkung der Erkrankung auf die Handlungsfähigkeit und über die ergotherapeutischen Methoden und deren Wirkung. Diese Informationen müssen adressatengerecht sein, sie sollen gegeben werden, wenn sie gewünscht sind und in einer Form vermittelt werden, die dem Angehörigen einen selbständigen und kritischen Umgang mit den Informationen ermöglicht.
Bei Bedarf können Ergotherapeuten Angehörige darin anleiten, mit den Betroffenen Alltagshandlungen zu bewältigen, die diese nicht allein verrichten können.

Ergotherapeuten müssen bei allen Aufgaben in der Zusammenarbeit mit Angehörigen berücksichtigen, dass in verschiedenen Phasen der Krisenbewältigung für die Betroffenen unterschiedliche Reaktions- und Verhaltensweisen hilfreich und notwendig sind. Unterdrückte und verschleppte Prozesse der Krisenbewältigung verhindern den Abschied vom „Verlorenen“ und damit die Möglichkeit der Annahme der realen Situation. Im Falle einer schweren Erkrankung oder Behinderung eines Angehörigen heißt dies, dass dieser als die Person, die er jetzt ist, nicht „leben“ kann, er muss als mangelhafte „Ausgabe“ eines vorher bekannten oder (im Falle des behindert geborenen Kindes) vorgestellten, erwünschten Menschen existieren.
Auch die Angehörigen, die sich aus irgendeiner Not dem (Trauer-) Prozess entziehen, bleiben als Menschen zurück, die nicht mehr „ganz“ sind, die nur noch zum Teil lebendig sind. Dies hat wiederum Auswirkungen, welche die Möglichkeit behindern, das Leben mit schöpferischen Fähigkeiten zu bewältigen (vgl. V. Kast, 1982).

Motive und Grundlage für das Handeln der Angehörigen sind Wünsche und Vorstellungen von ihrem eigenen Leben und dem Zusammenleben mit dem Klienten. Diese Vorstellungen wirken sich auch auf die Motivation des Klienten aus. Sie können sich z.B. als Über- oder Unterforderung hemmend, als Zutrauen motivierend und unterstützend auswirken.
Widerstand und Abwehr gegen die Annahme der Situation können dazu führen, dass Schuldzuweisungen familiäre Interaktion, aber auch Kommunikation und Kooperation mit den Therapeuten behindern. Der Betroffene wird zum „Objekt“, dessen Defizite mit intensivsten Therapien und der Suche nach immer besseren Therapeuten beseitigt werden müssen. Eine andere Abwehrstrategie kann darin bestehen, den Klienten

von allen Anforderungen fern zu halten, die Schwächen für ihn oder die Angehörigen deutlich werden lassen.
Wenn Therapeuten sich unwissend in ein Beziehungsspiel einbeziehen lassen und mitagieren, erleben sie sich u.U. in einer Situation, in der all ihre „guten“ therapeutischen Vorschläge falsch ankommen, nicht verstanden und nicht anerkannt werden.

Weitere Störfaktoren in der Interaktion mit Angehörigen können sein:
- unklare Vorstellungen über die Möglichkeiten, Nähe ohne Autonomieverlust herzustellen;
- unklare Vorstellungen über die Möglichkeiten, Distanz zu halten, ohne abwehrend zu wirken;
- Unklarheiten darüber, inwieweit das eigene Engagement mit dem anderer konkurriert oder als Konkurrenz empfunden wird;
- Unsicherheiten im Umgang mit eigenen Grenzen und Ressourcen.

Unterschiedliche Sichtweisen auf den Klienten durch Angehörige und Therapeuten sind durch die jeweiligen Rollen begründet und richtig. Wenn deren Wirkung unreflektiert bleibt, sind auch sie Quelle von Kommunikations- und Interaktionsstörungen.

Angehörige der Gesundheitsberufe haben die Tendenz, Schwierigkeiten von Klienten objektiv einschätzen, benennen und behandeln zu wollen. Diagnostik und Behandlung sind häufig nicht systemisch, sondern klientenzentriert ausgerichtet. Zur Verständigung ist es ihnen wichtig, dass die Angehörigen des Klienten ihre Sichtweise übernehmen, sie erleben die Angehörigen als unrealistisch, wenn dies nicht schnell genug geschieht. Das Bemühen richtet sich in der Regel darauf, die Angehörigen durch Informationen von ihrer fachlichen Sicht zu überzeugen. Sie stellen fast ausschließlich die Defizite des Klienten und die entsprechende Behandlungsnotwendigkeit eindringlich dar, um ihr Vorgehen und ihre Wichtigkeit zu verdeutlichen. Wenn die Angehörigen damit nicht erreicht werden und weiter „uneinsichtig“ bleiben, werden sie als Störfaktoren erlebt, die das Wirken der Therapeuten nicht anerkennen. Therapeuten entwickeln den Wunsch, die störenden Angehörigen ausschalten zu können, die „besseren Angehörigen“ zu sein.

Ein anderes Phänomen ist, dass Therapeuten Angehörige nicht selten zur Co-Therapie auffordern. Weil Angehörige aus unterschiedlichen Gegebenheiten heraus in ihrem Alltag diesen Forderungen nicht genügen können, entwickeln sie Schuldgefühle und Versagensängste. Die Angehörigen sind mit einer „defizitorientierten Sicht“ auf den Klienten in gewisser Weise überfordert. Der Klient ist in ihrem Gefühl nie „ein Krankheitsbild“ gewesen, sondern ein Mensch, der ihnen Freude und Leid bereitet, auf den sich interfamiliäre Projektionen richten, mit dem sie sich jedenfalls partiell identifizieren. Ihnen fehlt die Distanz, um mit einem „Defekt“ oder einem „Krankheitsbild“ des Angehörigen neutral umzugehen.
Wenn aber Angehörige eine fachliche, distanzierte Sicht übernehmen, wie in der Co-Therapie gefordert, ergeben sich Probleme dann, wenn z.B. aus dem Sohn, an den man Erwartungen hat, für den man Hoffnungen hegt, „die Entwicklungsverzögerung“ wird, aus dem Partner „der Schlaganfall“. Familienmitglieder verwandeln sich dann

unter Umständen in defekte Objekte und sie selbst sich in (mehr oder weniger gute) Fachkräfte. Sie verlieren die familiären Rollen und damit auch ein Wirkungsfeld, in dem sie sich auskannten. Sie tauschen dies ein gegen ein „Terrain", in dem sie sich nicht auskennen und letztendlich abhängig sind. Es bleibt ihnen, abhängig und mangelhaft kompetent zu sein oder Kompetenz zu erwerben und mit den Therapeuten zu konkurrieren.
Die Forderung der Therapeuten an die Angehörigen, dass diese die Position des „folgsamen" Co-Therapeuten übernehmen, führt zu Kommunikationsstörungen und muss deshalb kritisch gesehen werden.

In einem sehr viel einfacheren Sachverhalt ist eine Zusammenarbeit mit den Angehörigen unersetzlich:
Der Therapeut erhält in Fällen, in denen der Klient in seiner Mitteilungsfähigkeit eingeschränkt ist, nur über die Angehörigen ein umfassendes Bild über Gewohnheiten, Interessen und Fähigkeiten, Wertvorstellungen, Empfindsamkeiten etc. Er bekommt differenzierte und alltagsbezogene Rückmeldungen über die Auswirkungen der Therapie.

**Literaturangaben**


Kast, Verena: Trauern. Stuttgart 1982 (Kreuz Verlag)
Kron-Klees, Friedhelm: Familien begleiten. Freiburg im Breisgau 1998 (Lambertus)
Pössl, Josef und Mai, Norbert: Rehabilitation im Alltag. Dortmund 1996 (borgmann)
Rotthaus, Wilhelm: Das Rollenverständnis der MitarbeiterInnen in der stationären systemischen Kinder- und Jugendpsychiatrie. In: Zeitschrift für systemische Therapie. Jg. 13, H. 2, 1995
Sorrentino, Anna Maria: Behinderung und Rehabilitation. Dortmund 1988 (modernes lernen)
Tiezte-Fritz, Paula: Elternarbeit in der Frühförderung. Dortmund 1993 (borgmann)
WHO Genf (Hrsg.): M. Schuntermann: ICIDH-2, Frankfurt 1998

# 11 GRUNDLAGEN DER QUALITÄTSSICHERUNG; STRUKTUR-, PROZESS- UND ERGEBNISQUALITÄT

## Bedeutung des Themas

**Gegenwartsbedeutung:**
Qualität ist ein Phänomen, das uns als Kunden einer Dienstleistung (z.B. Frisör), als Verbraucher (z.B. Waschmaschinenkauf) und Klient (z.B. Arztwahl) begegnet. Doch was ist Qualität? Zeigt sie sich in einem günstigen Preis oder in einer langen Lebensdauer? Gibt es überhaupt eine einheitliche Definition für Qualität, oder kommt es immer auf den Standpunkt des Betrachters an?

Für einen Teil der Schüler spielten Qualitätskriterien auch bei der Schulwahl eine wesentliche Rolle. Die angelegten Qualitätskriterien sind dabei oft individuell verschieden und damit subjektiv. In der Ausbildung wird den Schülern die Bedeutung von Qualitätssicherung bewusster durch den Wettbewerb auf dem Arbeitsmarkt und durch den zunehmenden „Verteilungskampf" im Gesundheitswesen.
Durch den Unterricht sollen subjektive Erfahrungen transformiert werden in eine kritische Auseinandersetzung mit bestehenden Qualitätssystemen und deren Versuch, Kriterien zu objektivieren.

**Zukunftsbedeutung:**
Die Zukunftsbedeutung ergibt sich aus der gesetzlichen Verpflichtung zur Qualitätssicherung in Institutionen der Gesundheitsversorgung. Das Wissen um Qualitätssysteme befähigt dazu, in den Strukturen eines Qualitätsmanagement-Systems konstruktiv und kritisch mitzuarbeiten. Die immer knapper werdenden Ressourcen zwingen zunehmend zum Nachweis von Effektivität. Dabei gilt es, zwischen wirtschaftlichen und fachlich-qualitativen Gesichtspunkten zu differenzieren.

THEMA: **11 Grundlagen der Qualitätssicherung; Struktur-, Prozess- und Ergebnisqualität**

RICHTZIEL: Die Schüler sollen Ursprung, Entwicklung und derzeitige Bedeutung der Qualitätssicherung verstehen und in Ansätzen kritisch beurteilen können.

| Inhalt | Ziele<br>Der Schüler soll ... | Selbstaktualisierung | Verweis |
|---|---|---|---|
| 11.1 Qualitätssicherung im Gesundheitswesen - rechtliche Verpflichtungen und fachliche Traditionen | - den gesetzlichen Auftrag, bezogen auf die gesellschaftliche Situation, verstehen. | | SGB 5 § 137 (1989 erstmalig Verpflichtung zur Qualitätssicherung für Krankenhäuser festgelegt) |
| 11.2 Qualitätssysteme:<br>Ursprünge und Entwicklungen | - historische Hintergründe zur Entwicklung von Qualitätssicherung kennen. | | |
| 11.3 Begriffsbestimmung und Merkmale:<br>- Strukturqualität<br>- Prozessqualität<br>- Ergebnisqualität | - Qualitätsebenen und -merkmale kennen und an Beispielen aus dem ergotherapeutischen Bereich anwenden. | | |
| 11.4 Qualitätssicherung zwischen Formalismus und reflexivem Prozess | - Vor- und Nachteile von Qualitätssicherungsprozessen und -maßnahmen kritisch diskutieren können. | | |

# Sachanalyse

## 11 Grundlagen der Qualitätssicherung; Struktur-, Prozess- und Ergebnisqualität

### 11.0 Vorbemerkung

Qualität wird im Brockhaus (1980) erklärt als Güte, Wertstufe, Eigenschaft und Beschaffenheit einer Sache. Es ist daneben auch ein Begriff der Philosophie und wird dort in primäre Qualität (Raum, Zeit) und sekundäre Qualität (als sinnliche Seite der Wahrnehmung, Geruch, Farbe, Härte) unterschieden. Im alltäglichen Sprachgebrauch ist Qualität als Begriff für die Güte eines Produkts oder einer Leistung allgegenwärtig. Neben diesen eher funktionalen Merkmalen spielen auch normative im Sinne eines Werturteils über Design oder Materialart (z.B. Holz oder Plastik) eine Rolle.

Qualität als mehrdimensionales Konzept umfasst immer ein komplexes Bündel von Merkmalen, die im Allgemeinen miteinander in Beziehung stehen und voneinander abhängig sind. Im Leitfaden zur Qualitätsbeurteilung in psychiatrischen Kliniken wird dies am Beispiel einer Mahlzeit veranschaulicht. Wovon hängt die Qualitätsbeurteilung eines Essens ab:

- Vom Geschmack der einzelnen Bestandteile?
- Von der Zusammenstellung der Bestandteile?
- Vom Nährwert?
- Von der Zubereitung?
- Vom Unterschied zu einer vorhergehenden Mahlzeit?

Diese Fragen ließen sich ohne Mühe weiterführen, ohne je wirklich vollständig zu sein (vgl. Bundesministerium für Gesundheit 1996).

### 11.1 Qualitätssicherung im Gesundheitswesen

In die Gesundheitsversorgung sind Qualität und Qualitätssicherung zum ersten Mal 1989 als Verpflichtung der Krankenhäuser und des ambulanten Bereichs mit dem Sozialgesetzbuch V festgeschrieben worden. Es gilt demnach auch für die Ergotherapie als Heilmittelerbringer. Die Forderungen im SGB V (§ 135 - §139) sind allerdings derart allgemeiner Natur, dass ihre Kriterien, um wirksam werden zu können, von dem jeweiligen Leistungserbringer konkret gefasst werden müssen.

Für die Pflege sind „Qualität“ und „Qualitätssicherung“ vielfach definiert worden. So beschreibt z.B. Williamson Qualität als „.. den Grad des erreichten Erfolges in der Pflege mit einem vertretbaren Gebrauch der Mittel und Dienstleistungen“, und für Schiemann ist „.. Qualitätssicherung der Vorgang des Beschreibens von Zielen in Form von Pflegestandards und Kriterien. Das Messen des tatsächlichen Pflegeni-

veaus und – falls erforderlich – das Festlegen und Evaluieren von Maßnahmen zur Modifizierung der Pflegepraxis“ (aus: Schröder-Hartwig, 1995).
Eine vergleichbar konzentrierte und allgemeine Definition dieser Begriffe ist für den Bereich der Ergotherapie noch nicht bekannt. Jedoch haben sich sowohl Verbandsvorstand als auch verschiedene Fachkreise auf der Basis des formulierten Leitbildes und der Therapiebereiche Gedanken zum Gegenstand gemacht (vgl. Scheepers, 1994; Kahlmann, 1999). Empfehlungen und Leitlinien für die Entwicklung von Qualitätsstandards, z.B. in der Psychiatrie, wurden erstellt.

## 11.2 Qualitätssysteme: Ursprünge und Entwicklungen

Begonnen hat die Diskussion um Qualität und Qualitätssicherung in der produzierenden Industrie. Damit einhergehend haben sich internationale Standardisierungen im Kunden- (gutes, zuverlässiges Produkt) und Produzenteninteresse (geringerer Fehlerausschuss, zufriedene Kunden) durchgesetzt. Am weitesten verbreitet ist dabei die Normenreihe DIN ISO 9000 ff. Sie gibt Empfehlungen zum Aufbau, zur Aufrechterhaltung, zur Dokumentation und zur internen wie externen Kontrolle (Auditierung) und ggf. Zertifizierung von Qualität und eines Qualitätsmanagementsystems. Sie umfasst die Normen DIN ISO 9000 bis 9004 und enthält allgemein formulierte, branchenunabhängige Regeln entsprechend dem gegenwärtigen Entwicklungsstand. Unabhängige Kontroller sind für die Hilfen beim Aufbau eines QS-Systems und für deren Überprüfungen zuständig (Zertifizierung).

Als wichtig ist also herauszuheben:
Die Normenreihe ISO 9000 ff macht keine Aussage zum Produkt und dessen Qualität selbst oder zum Ergebnis der Dienstleistungen eines Unternehmens. Qualitätskriterien müssen außerhalb der Normenreihe von der zu zertifizierenden Stelle selbst bestimmt werden (selbstdefinierte, marktorientierte, aber auch auftragsorientierte Qualitätsstandards).
Die Zertifizierer kontrollieren, ob die selbstgesetzten und dokumentierten Standards eingehalten werden.

Die ursprünglich für die produzierende Industrie entwickelten Normen wurden erst später auf Dienstleistungsbereiche übertragen und in einem weiteren Schritt auch für soziale, medizinische und therapeutische Tätigkeiten diskutiert bzw. gefordert (siehe oben).
Es wird beschrieben, dass hier Qualitätssicherung stärker als in der produzierenden Industrie als ein interner Prozess ablaufe, der der Verbesserung der eigenen Arbeit dienen soll. Sinnvollerweise sei Qualitätssicherung daher nicht von außen zu verordnen oder „überzustülpen“. Vielmehr müssten die Mitarbeiter von der Notwendigkeit dieses Prozesses überzeugt sein (bottom-up Ansatz). Durch ein/en Leitfaden / Handbuch sollen die Vorgänge systematisiert werden, mit denen Qualität erzeugt und gesichert werden soll. Der Impuls zur internen Qualitätsbeurteilung habe im Vergleich zur ausschließlich externen Qualitätsbeurteilung den Vorteil, dass mehr als nur „harte“, messbare und unstrittige Mindestanforderungen erfüllt werden (müssen).

Kölsch / Roehrkohl (1996) nennen zehn Gründe für die Einführung eines QM-Systems in so genannten Non-Profit-Organisationen (zitiert nach Prümel-Philippsen, 1997):

- Nachweisliche Erfüllung gesetzlicher Aufgaben
- Nachweisliche Umsetzung der Organisationsziele
- Transparenz der Organisation und ihrer Abläufe
- Verbesserung der Stellung im Wettbewerb
- Wirtschaftliche Leistungserbringung
- Bestmögliche Qualität der Leistungserbringung (aus Kundensicht)
- Nachweisführung, das Möglichste im Hinblick auf die Leistungserbringung getan zu haben
- Motivation der Mitarbeiter
- Bindung der Mitglieder
- Verbesserung der Finanzierungsmöglichkeiten

Diese eher strukturellen, z. T. schwer zu vereinbarenden Aspekte bieten so noch keine Möglichkeit der Qualitätssicherung, sie müssten inhaltlich gefüllt werden. Wesentliche Aufgabe der Ergotherapie wäre also, die Qualitätsmerkmale einer guten ergotherapeutischen Behandlung zu identifizieren und sie als Kriterien / Standards zu formulieren und damit überprüfbar zu machen. Eine weitere wichtige Rolle spielen Dokumentation und Evaluation. Einige Arbeitskreise wenden sich deshalb verstärkt der Entwicklung von Assessments und Dokumentationssystemen zu. Die Arbeitsgruppe Qualitätssicherung des Deutschen Verbandes der Ergotherapeuten hat dazu eine Reihe von Impulsen gesetzt.
Qualitätszirkel, extern (zwischen verschiedenen Abteilungen und Einrichtungen) oder intern (innerhalb einer Abteilung), werden als „zentraler Baustein“ (vgl. Jäckel, 1998) von Qualitätsmanagementprogrammen gesehen. In der Ergotherapie ist 1997/98 ein Pilotprojekt, Fachbereich Pädiatrie, ins Leben gerufen worden. Ziele waren neben der Verbesserung der Behandlung und Verbesserung der Dokumentation auch eine Erhöhung der Arbeitszufriedenheit, der kollegialen Kommunikation und eine bessere Nutzung der Ressourcen (vgl. Borchardt, 1998).
Qualität zeigt sich nicht nur an messbaren Verbesserungen von Funktionen, sondern es sind auch humane und ökonomische Aspekte einzubeziehen. Diese Aspekte konkurrieren zum Teil stark miteinander; sie auszubalancieren stellt eine hohe Herausforderung dar. Es erfordert eine Wertediskussion innerhalb der Berufsgruppe und im gesamten Gesundheitssystem.

## 11.3 Begriffsbestimmung und Merkmale

Analytisch wird die Qualitätsbeurteilung in Struktur-, Prozess- und Ergebnisqualität unterschieden (Donabedian, 1980).
Strukturqualität betrachtet die Bedingungsebene, in und mit der die Leistung erbracht wird, z.B. die Qualifikation und Anzahl der Mitarbeiter, die Räumlichkeiten, die Verfügbarkeit der Behandlungsmittel.
Prozessqualität betrachtet die Handlungsebene, also die eigentliche Behandlung / den Behandlungsprozess: z.B. das individualisierte therapeutische Handeln, ziel-

und klientenangemessene Behandlungsmethoden, differenzierte Milieugestaltung. Ergebnisqualität betrachtet die Zielebene, also das Ergebnis der Behandlung: Besserung, Heilung, Wiedereingliederung, Kompensation, Effizienz, Klientenzufriedenheit.

Qualitätsmanagement ist immer ein Problemlösungsprozess und besteht aus folgenden Schritten:

- der Ausgangspunkt wird erfasst und beurteilt
- Schwachstellen und Qualitätsmängel werden erkannt und behoben
- Ressourcen werden erkannt
- Qualitätsziele werden festgelegt
- Maßnahmen zum Erreichen der Ziele werden durchgeführt
- eine erneute Qualitätsbeurteilung beginnt.

Die Qualitätssicherung (QS) ist prozessorientiert und bezieht sich auf Aufbau und Arbeitsabläufe zur Erstellung eines Produktes oder zum Erbringen einer Dienstleistung, zu der im weitesten Sinne ja auch die Gesundheitsversorgung zu zählen ist. Der Prozess schließt dabei die Entwicklung des Produkts / der Dienstleistung, die Steuerung der Produktion / Leistung, Einsatz der Mittel, Qualifizierung der im Prozess Tätigen und das Bewerten des Ergebnisses inklusive Fehleranalyse und -behebung ein.

## 11.4 Qualitätssicherung zwischen Formalismus und reflexivem Prozess

Ob die Übertragung von Qualitätssicherungskonzepten aus der Industrie auf den a) Dienstleistungsbereich und b) Medizin- und Therapiebereich sinnvoll und ausreichend gelungen ist, kann noch nicht als geklärt gelten. Auch wenn Ergotherapie eine Dienstleistung ist – Gesundheit ist keine Ware und kann auch nicht als solche von der Ergotherapie „verkauft" werden. Ausgehend von der besonderen Situation des Klienten als Hilfe Suchender handelt es sich bei der Therapeut-Klient-Beziehung auch nicht um etwas Vergleichbares wie das Produzent-Konsument-Verhältnis. Gerade im Gesundheitswesen kann z.B. der Begriff Kunde in den an sich paternalistischen Strukturen eher irreführend sein. Der Klient befindet sich durch die Krankheit oder Behinderung eher in einer Position der Schwäche und Abhängigkeit. Das Ziel der Ergotherapie kann es also nicht sein, dass der Klient möglichst oft als „zufriedener Kunde" wiederkommt, zumal auch noch ungeklärt ist, wer der eigentliche Kunde ist: der Klient oder die Krankenkasse.

Qualitätssicherung im Gesundheitswesen und damit auch in der Ergotherapie kann nicht ausschließlich ein Marketing-Instrument werden und damit im Formalismus stecken bleiben. Oberstes Ziel sollte daher nicht das wettbewerbsverbessernde Zertifikat sein, sondern im Zentrum der Anstrengungen muss der Klient mit seinem Behandlungsbedarf, seiner Lebensqualität und das Berufsethos stehen (vgl. Prümel-Philippsen, 1997).

## Literaturangaben

Behörde für Arbeit, Gesundheit und Soziales, Hamburg (Hrsg.): „Hamburger Workshop-Qualität im Gesundheitswesen“, Hamburg

Bengel/Strittmatter: „Evaluation und Qualitätssicherung in der Ergotherapie“; In: Ergotherapie und Rehabilitation 4/1995; Idstein: Schulz-Kirchner Verlag

Beschluss der 72. Gesundheitsministerkonferenz: „Ziele für eine einheitliche Qualitätsstrategie im Gesundheitswesen“; Trier 1999

Borchardt, K.: „Qualitätssicherung in der Ergotherapie am Beispiel der Qualitätszirkel“; In: Ergotherapie und Rehabilitation 4/1998; Idstein: Schulz-Kirchner Verlag

Bundesministerium für Gesundheit (Hrsg.): „Leitfaden zur Qualitätsbeurteilung in Psychiatrischen Kliniken“; Schriftenreihe des BMG Band 74; Baden-Baden: Nomos-Verlags-Gesellschaft 1996

Donabedian, A.: „Exploration in Quality Assessment and Monitoring“; Ann Arbor 1980

DIN ISO 9000: „Qualitätsmanagement und Qualitätsnormung”; Deutsches Institut für Normung e.V., Berlin 1993

Harth, A.: Qualitätsmanagement; In: Scheepers et al. (Hrsg.) Ergotherapie – Vom Behandeln zum Handeln; Stuttgart: Thieme-Verlag 1999

Jäckel, W. H.: „Qualitätsmanagement in der Ergotherapie“; In: Ergotherapie und Rehabilitation 1/1998; Idstein: Schulz-Kirchner Verlag

Jaster, H.-J.: „Qualitätssicherung im Gesundheitswesen“; Stuttgart: Thieme-Verlag 1997

Kahlmann, K.: „Qualitätssicherung ist unser Thema..“; In: Ergotherapie und Rehabilitation 5/1999; Idstein: Schulz-Kirchner Verlag

Kraemer-Flieger/Roehrkohl/Kölsch (Hrsg.): „Qualitätsmanagement in Non-Profit-Organisationen“; Wiesbaden: Gabler 1996

Prümel-Philippsen, U.: „Qualitätsmanagement zur Existenzsicherung in der Ergotherapie“; In: Ergotherapie und Rehabilitation 4/1997; Idstein: Schulz-Kirchner Verlag

Scheepers, C.: „Qualitätssichernde Maßnahmen in der Ergotherapie“; In: Ergotherapie und Rehabilitation 6/1994; Idstein: Schulz-Kirchner Verlag

Schröder-Hartwig: „Qualitätssicherung“; In: Die Schwester/Der Pfleger 6/1996

# 12 SCHLÜSSELQUALIFIKATIONEN FÜR DIE TEAMARBEIT

## Bedeutung des Themas

**Gegenwartsbedeutung:**
Schon die Ausbildung selbst bringt die Schüler in die Situation, dass sie viele Aufgaben und Aktivitäten nur in Kooperation mit anderen erfolgreich bewältigen oder lösen können. Diese Situationen treten sowohl im unterrichtlichen Geschehen der theoretischen Ausbildung als auch im Bereich handwerklich gestalterischer Aktivitäten auf. Besonders sind die Schüler in ihren Kompetenzen zur Teamarbeit in der praktischen Ausbildung gefordert. Spätestens in dieser Ausbildungsphase wird von den Schülern erwartet, dass sie mit anderen Kollegen, dem interdisziplinären Team oder der Administration in einen konstruktiven Austausch treten können.

**Zukunftsbedeutung:**
Die Gesundheitsministerkonferenz hat 1999 die Entwicklung und Verbesserung von interdisziplinärer Zusammenarbeit und den interdisziplinären Austausch zu einem wichtigen Ziel der Qualitätssicherung im Gesundheitswesen erklärt. Die Spezialisierung im Gesundheitswesen ist in den letzten Jahren ständig vorangeschritten, so dass eine Vernetzung von Informationen zum Wohle des Klienten immer notwendiger wird. Eine solche Vernetzung kann nur sinnvoll gelingen, wenn die Professionen ihr Wissen und Können transparent machen und ihr Vorgehen miteinander koordinieren. Vermutlich wird die Anforderung an die intradisziplinäre Zusammenarbeit in Zukunft ebenfalls wachsen, da sich mehr und mehr konzeptionelle Modelle etablieren, die es erforderlich machen, in gemeinsamen Entscheidungsprozessen ein eigenes Profil innerhalb der Abteilung zu reflektieren oder zu entwickeln.
Im Verteilungskampf der zur Verfügung stehenden finanziellen Mittel scheint es wichtig, dass die Effizienz von Behandlungen erfasst und dokumentiert wird, auch dies ist nur möglich, wenn das intradisziplinäre Team zu einem Miteinander fähig ist.

THEMA: **12 Schlüsselqualifikationen für die Teamarbeit**

RICHTZIEL: Die Schüler sollen sich mit der Notwendigkeit und den Anforderungen an eine erfolgreiche Zusammenarbeit im interdisziplinären Team auseinander setzen und Merkmale und Gestaltungsräume reflektieren.

| **Inhalt** | **Ziele**<br>**Der Schüler soll ...** | **Selbstaktualisierung** | **Verweis** |
|---|---|---|---|
| 12.1 Definition: Schlüsselqualifikationen | - ausgewählte Definitionen kennen. | | |
| 12.2 Berufe in der Rehabilitation und deren Arbeitsaufträge | - einen Überblick über die an der Rehabilitation beteiligten Berufsgruppen gewinnen und deren hauptsächliche Arbeitsaufträge unterscheiden. | | |
| 12.3 Ziele von und Gelegenheiten zu Teamarbeit z.B.<br>- Übergabe<br>- Fallkonferenz<br>- Dokumentation<br>- Informelle Situationen | - verstehen, dass sich auch im Gesundheitswesen ein Wandel von arbeitsteiligen zu interdisziplinären Arbeitsformen vollzieht.<br>- am Beispiel möglicher Schnittstellen Ziele und Probleme der Teamarbeit erfassen. | | |
| 12.4 Strukturen von Teams, Kooperationsformen z.B.<br>- Hierarchien<br>- Systembedingungen<br>- Formelle / informelle Teams | - Strukturen von Teams und Formen der Kooperation kennen. | | |
| 12.5 Kompetenzen<br><br>12.6 Gestaltungsmöglichkeiten | - notwendige Kompetenzen erarbeiten und unterschiedliche Gestaltungsmöglichkeiten an Beispielen handlungsorientiert anwenden. | | |

# Sachanalyse

## 12 Schlüsselqualifikationen für die Teamarbeit

### 12.1 Vorbemerkung

Der Begriff Schlüsselqualifikationen (SQ) wurde als Begriff von Mertens 1974 eingeführt. Nach Mertens sind SQ solche Kenntnisse, Fähigkeiten und Fertigkeiten, welche nicht unmittelbaren und begrenzten Bezug zu bestimmten, disperaten praktischen Tätigkeiten erbringen. Sie haben die Eignung für eine große Zahl von Positionen und Funktionen als alternative Option zum gleichen Zeitpunkt und sind geeignet für die Bewältigung einer Sequenz meist unvorhersehbarer Änderungen von Anforderungen im Laufe des Lebens.

Der Begriff der Schlüsselqualifikation ist umstritten. Kritiker formulieren, dass er fälschlicherweise suggeriert, „.. dass es tatsächlich das gibt, wonach viele suchen: Schlüssel zur Bewältigung sich permanent und beschleunigend verändernder beruflicher Wirklichkeiten“ (Dittrich-Orthey, 1993).
Tietgens (1990, S. 149) bringt die Problematik auf die Kurzformel: „Jeder redet davon, jeder denkt etwas anderes dabei, keiner handelt danach.“
Mit dem Begriff sind jedoch in jedem Falle fach- und berufsübergreifende Qualifikationen gemeint.
Nach Reetz sind Schlüsselqualifikationen:

- Einstellungen, Haltungen und Wertorientierung der Persönlichkeit wie Selbständigkeit oder Leistungsmotivation
- Kognitiv bestimmte berufliche Leistungsfähigkeiten wie Problemlösungsfähigkeit und Entscheidungsfähigkeit
- Kommunikative Fähigkeiten wie marktkommunikative Fähigkeiten (weben / verhandeln) und sozialkommunikative Fähigkeiten (Kooperationsfähigkeit, Teamfähigkeit)

Meifort (1991) nennt so genannte extrafunktionale Qualifikationen als berufsübergreifende Größen:

- Die Fähigkeit zur interaktiven Kommunikation mit zu betreuenden Klienten
- Die Fähigkeit und die Bereitschaft zur Kommunikation mit anderen Berufsangehörigen
- Die Fähigkeit zur eigenständigen Planung und Organisation von Arbeit
- Die Fähigkeit zu strukturellem und betriebswirtschaftlichem Denken
- Die Fähigkeit zur pädagogisch-didaktischen Anleitung.

Diese Autoren benennen die Fähigkeit zur Kommunikation als Schlüsselqualifikation, sie ist eine Voraussetzung für Teamarbeit auch im Gesundheitswesen, die hier in den Mittelpunkt gestellt werden soll. Wöhrl (1988) beschreibt dies aus der Perspektive der Berufe in der Rehabilitation. Medizinisches Wissen wird immer umfangreicher und spezialisierter, so dass unterschiedliche Spezialisten sich oft gleichzeitig mit den Problemen einer Person befassen. Andererseits betreffen die Auswirkungen von Behinderung und Krankheit die gesamte Person. Die wachsende Verzahnung ambulanter und stationärer Versorgung erfordert eine stetige Vernetzung und ein kollegiales Miteinander.

## 12.2 Ziele und Strukturen

In der täglichen inter- und intradisziplinären Zusammenarbeit im Gesundheitswesen spielen neben formellen Gelegenheiten (Besprechungen, Konferenzen, Visiten etc.) vor allem die informellen Situationen (spontaner Kontakt und Austausch, „Kompetenzgerangel" etc.) eine bedeutsame Rolle. Das Wissen um die eigene Fachkompetenz und die der anderen Berufe beeinflusst dabei einen großen Teil der Gestaltung der Situationen und Beziehungen.
Der Begriff Teamarbeit wird für unterschiedliche Formen der Zusammenarbeit genutzt. Die Minimalbedingung von Teamarbeit beinhaltet gemeinsame Zielsetzung oder Aufgabe. Wöhrl unterscheidet verschiedene Kooperationsformen. Für ihn sind der Grad der Integration der Leistungen der einzelnen Berufe, der Stellenwert verschiedener Abstimmungsmodalitäten und das Ausmaß der Partizipation der Klienten ausschlaggebend für die Unterscheidung (vgl. Wöhrl, 1988, S. 226).
So wird z.B. von zuarbeitender Kooperation gesprochen, wenn von ärztlicher Seite ein Führungsanspruch erhoben wird. Diametral entgegengesetzt ist die partizipative Form der Kooperation (therapeutische Gemeinschaft). „Besprechungen der Fachleute haben dabei nicht nur die Funktion, sich zu verständigen, abzustimmen, gemeinsam nach Problemlösungen zu suchen und sich wechselseitig zu unterstützen. Sie sollen auch vorbildlich sein für die Gestaltung zwischenmenschlicher Beziehungen und ein Modell liefern für den Umgang mit Gefühlen, für die Lösung von Konflikten, die Austarierung von Individualität und Aufeinanderbezogensein sowie für die Vielfalt menschlichen Verhaltens." (Wöhrl, 1988, S. 227). Damit wird deutlich, dass äußere Gegebenheiten wie Hierarchien und andere Systembedingungen, formelle und informelle Situationen die Gestaltung der Interaktion stark beeinflussen.

Was sind nun im Einzelnen die Kompetenzen, die Teamfähigkeit ausmachen? Grundsätzlich sind dabei zwei Aspekte zu betrachten: Es ist zum einen der Inhaltsaspekt, der die Aufgabe und deren Erledigung im Vordergrund hat, und zum anderen der Beziehungsaspekt, der wichtig ist für das Klima, in dem Aufgabenerfüllung erst produktiv möglich wird.
Zu den inhaltsorientierten Kompetenzen können z.B. Fähigkeiten gezählt werden wie Fachkompetenz und die Anerkennung der Fachkompetenz anderer, Initiative und Aktivität, Informationssuche und -auswahl, die Fähigkeit, sich eine Meinung zu bilden und diese zu vertreten (vgl. auch Fittkau, 1977, S. 126 f.).
Zu den beziehungsorientierten Kompetenzen zählen z.B. die Fähigkeiten, Gruppengefühle wahrzunehmen, andere zu akzeptieren, sich an vereinbarte Regeln zu halten, aber auch sich konstruktiv streiten zu können.
Wesentlich ist, Inhalts- und Beziehungsaspekte voneinander zu unterscheiden und ein Gleichgewicht zwischen beiden zu erzeugen.

In der Teamarbeit spielt weiterhin ein ausgewogenes Verhältnis eine wichtige Rolle:

- zwischen Eigenständigkeit und Miteinander
- zwischen dem Anspruch auf Gleichberechtigung und der Anerkennung der notwendigen Führung
- zwischen institutionalisierten und spontanen Absprachen
- zwischen Vertrauen und Kontrolle bezüglich der Vergleichbarkeit von Leistungen, die der Einzelne einbringt bzw. erhält. (nach Wöhrl, 1988)

Für Schlüsselqualifikationen gilt, dass sie stark persönlichkeits- und biografiebezogen und mit Haltungen und Einstellungen verbunden sind. Sie werden sich nicht unmittelbar durch die Vermittlung von Wissen und Kenntnissen erschließen und entwickeln. Vielmehr sind in der Ausbildung eine handelnde Erfahrung und Auseinandersetzung nötig.

**Literaturangaben**


Forster, J.: Teamarbeit, in: Grunwald & Lilge (Hrsg.): Kooperation und Konkurrenz in Organisationen. Haupt Verlag, Bern 1981

Fittkau, B.: Kooperationstraining für Lehrer, in: Fittkau/Müller-Wolf/Schultz von Thun: Kommunizieren lernen. Westermann Verlag 1977

Forster, J.: Teamarbeit – sachliche, personelle und strukturelle Aspekte einer Kooperationsform, in: Grunwald/Lilge (Hrsg.): Kooperation und Konkurrenz in Organisationen, Haupt-Verlag, Bern 1981

Heipertz/Jochheim/Andre/Schmollinger (Hrsg.): Die Aus-, Weiter- und Fortbildung für die Aufgaben der Rehabilitation. Ulm 1992

Meifort/Paulini: Analyse beruflicher Bildungsinhalte und Anforderungsstrukturen bei ausgewählten nichtärztlichen Gesundheitsberufen, BiBB: Berichte zur beruflichen Bildung Heft 76 1984

Meifort, B.: Bedingungen für eine ganzheitliche, klienten-orientierte Gesundheitsversorgung, in: Berufsbildung in Wissenschaft und Praxis 1, 14 – 18 1984

Meifort (Hrsg.): Schlüsselqualifikationen für gesundheits- und sozialpflegerische Berufe. Leuchtturm Verlag 1991

Mertens, D.: Schlüsselqualifikationen. Thesen zur Schulung für eine moderne Gesellschaft, in: Bundesanstalt für Arbeit (Hrsg.): Mitteilungen aus der Arbeits- und Berufsforschung (MittAB). Nürnberg 1974

Reetz, L.: Zum Konzept der Schlüsselqualifikationen in der Berufsbildung, in: Berufsbildung in Wissenschaft und Praxis, 5/1989

Reetz, L./Reitmann, T.: Schlüsselqualifikationen – Fachwissen in der Krise? Schlüsselqualifikationen – Dokumentation des Symposiums in Hamburg. Hamburg 1990

Wöhrl, H. G.: Berufsgruppen in der Rehabilitation, in: Koch, U. (Hrsg.): Handbuch der Rehabilitationspsychologie. Springer, Heidelberg 1988

Zettel, O.: Gesundheitsberufe. Campusverlag, Frankfurt 1983